VITTEL

(Vosges)

DE LA

LITHIASE BILIAIRE,

DES

COLIQUES HÉPATIQUES,

ET DE LEUR TRAITEMENT

PAR L'EAU DE

LA SOURCE SALÉE

ÉDITION NOUVELLE

Par le Dr PATÉZON

Médecin-Inspecteur.

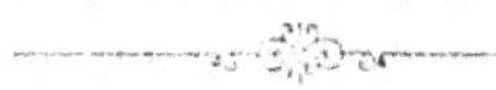

MIRECOURT

TYPOGRAPHIE ET LITHOGRAPHIE CHASSEL

1892

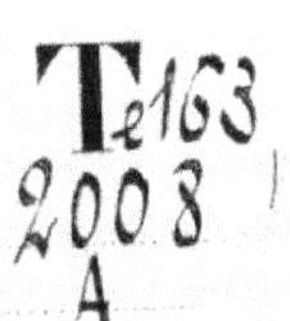

VITTEL
(Vosges)

DE LA

LITHIASE BILIAIRE,

DES

COLIQUES HÉPATIQUES,

ET DE LEUR TRAITEMENT

PAR L'EAU DE

LA SOURCE SALÉE

ÉDITION NOUVELLE

Par le Dr PATÉZON

Médecin-Inspecteur.

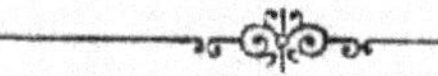

MIRECOURT
TYPOGRAPHIE ET LITHOGRAPHIE CHASSEL

1892

INTRODUCTION.

Une pratique de trente-quatre années comme Médecin-Inspecteur des Eaux minérales de Vittel, a mis entre mes mains des documents médicaux tellement nombreux, et tellement variés, que pour la rédaction du présent travail, je n'ai eu que l'embarras du choix.

Depuis une première édition ayant pour titre : *Des coliques hépatiques et de leur traitement* par les eaux de Vittel, de nombreuses questions de thérapeutique hépatique ont surgi, des discussions s'en sont suivies, des théories nouvelles ont été émises ; de sorte qu'aujourd'hui, il s'agit moins de multiplier les observations, que de poser des indications précises, autrement dit, il est plus utile de fixer la thérapeutique des affections lithiques du foie, par les eaux minérales, en les appliquant aux cas bien déterminés, que de les recommander d'une manière banale ; c'est ce que j'ai déjà tenté à plusieurs reprises, et c'est le même ordre d'idées que mon confrère, M. le Dr Bouloumié, s'est efforcé de faire prévaloir en 1878, dans une discussion à la Société d'hydrologie.

L'étude des maladies du foie doit comprendre forcément l'étude des affections calculeuses de cet organe ; aussi, aucun auteur n'a omis cette étude ; quelques-uns, soit d'une manière générale, soit comme application du traitement par les eaux minérales, en particulier, ont fait de la lithiase biliaire une étude spéciale, laissant de côté les autres maladies hépatiques. A l'exemple de ces derniers, je vais m'occuper exclusivement de la *lithiase biliaire*, désignée vulgairement sous le nom de *colique hépatique*, qui n'en est cependant qu'un symptôme.

Faire connaître à mes confrères les ressources thérapeutiques que leur offre la station de Vittel, dans le traitement de la maladie dont il s'agit, tel est le but que je me suis proposé.

J'ai cru utile de résumer tout d'abord, dans un tableau succinct, les indications principales du traitement des maladies du foie par les eaux minérales. Un coup d'œil sur cette page, suffira pour fixer sur le choix qu'on devra faire, de telle ou telle station d'eaux, dans des cas bien déterminés de maladie hépatique.

TABLEAU

des Indications spéciales du traitement de la lithiase biliaire *par les Eaux Minérales.*

1° Le traitement à Vittel ne produit aucun effet salutaire :

Dans les cas de congestion passive du foie, de cause cardiaque, rénale ou pulmonaire. Il faut alors employer Vichy ou Carslbad, surtout dans les maladies fonctionnelles graves de l'estomac, avec acescence des liquides (dyspepsie acide), et les engorgements hépatiques ou périhépathiques anciens, idiopathiques, ou dus à l'impaludisme.

———

2° Les eaux de Vittel rendront des services :

Dans les cas d'engorgements, résultant d'hypérémies hépatiques permanentes ou à répétition, chez les sujets goutteux ou graveleux, ou ordinairement constipés.

—

On emploiera Vichy, Miers, Carlsbad, chez les arthritiques hépatiques, ni goutteux ni constipés.

—

On emploiera les eaux de Hambourg, de Salins-Moutiers, de Kissingen, de Niederbroonn, chez les lymphatiques, les semi-scrofuleux, les ganglionnés.

3° Le traitement par les eaux de Vittel devra être préféré à tout autre :

Dans la lithiase biliaire *grave* ou *compliquée*, avec catarrhe des voies biliaires, présence de calculs dans les canaux biliaires et la vésicule, dans la lithiase biliaire compliquée d'hypérémie non permanente du foie, et surtout dans les cas nombreux où il existe de la constipation, de la paresse intestinale ; cas si fréquents chez les femmes, et chez les hommes à habitudes sédentaires.

———

TRAITEMENT
DES
COLIQUES HÉPATIQUES
PAR L'EAU DE
LA SOURCE SALÉE DE VITTEL

DE LA LITHIASE BILIAIRE

CHAPITRE PREMIER

DÉFINITION

Lithiase biliaire, *cholélithiase*, *affection calculeuse du foie*, tels sont les noms scientifiques donnés à une maladie des voies biliaires, caractérisée par la présence dans les canaux du foie et la vésicule, de productions d'aspect calcaire, renfermant les éléments de la bile et dont l'expulsion s'accompagne de douleurs plus ou moins violentes, plus ou moins longues, que l'on connaît vulgairement sous le nom de *coliques hépatiques*. Ces différentes dénominations ne préjugent en rien du volume, ni de la nature des concrétions biliaires qui se présentent, tantôt sous forme de calculs volumineux, tantôt comme un magma boueux, noirâtre, sans consistance.

CHAPITRE II

ÉTIOLOGIE

Age. — La maladie calculeuse du foie est, suivant Cruveilhier, une des plus communes de l'espèce humaine. Quoiqu'on la rencontre à tous les âges de la vie, sa plus grande fréquence est entre 45 et 55 ans. Cette période correspond à une évolution particulière dans chacun des deux sexes. Des calculs biliaires ne sont pas absolument rares chez les enfants. Ma pratique, ainsi que celle de mes confrères, nous en a fourni plusieurs exemples à Vittel. A la période extrême de la vie, ils sont tellement fréquents, qu'à la Salpêtrière, on en trouve chez un quart des sujets, sans qu'aucun signe particulier ait pu en révéler l'existence pendant la vie. A ce sujet, le professeur Charcot fait remarquer, que l'innocuité relative des calculs chez les vieillards, ne peut passer que pour un cas particulier de la pathologie sénile.

Sexe. — Les coliques hépatiques sont beaucoup plus communes chez la femme que chez l'homme. Hoffmann, Haller, Sœmmering, Hein ont constaté que la proportion est comme 3 : 2. J'ai noté absolument le même rapport; il ne faut pas chercher cette différence dans d'autres conditions, que celles qui contribuent à rendre la circulation abdominale moins active, partant à rendre la bile moins fluide, conditions si nombreuses chez la femme.

La grossesse, ou des grossesses rapprochées, sont une des causes les plus actives de l'explosion des coliques hépatiques. Leur genèse tient à la compression qui s'exerce pendant la gestation, sur tous les organes abdominaux, le foie et la veine-porte en particulier. Lorsque, par le fait de l'accouchement, la compression cesse, les calculs, sollicités vers leur issue naturelle, trouvant les canaux d'excrétion plus aptes à se distendre, s'y engagent, les parcourent et développent toute la série des coliques hépatiques, jusqu'à leur chute dans l'intestin.

Menstruation. — Tous les auteurs citent des cas de coliques hépatiques ayant coïncidé avec le retour périodique des règles. J'en possède quelques exemples.

Tempérament. — Le tempérament ne paraît jouer aucun rôle dans la production de la maladie, pas même le tempérament dit bilieux, qui ne se développe que tardivement, sous l'influence probable de quelque modification des fonctions hépatiques.

Climats. — On ne peut incriminer aucun climat directement. Certaines villes jouissent cependant, au dire de praticiens distingués, d'une très mauvaise réputation, Vienne en Dauphiné, par exemple.

Les eaux chargées de sels calcaires, sont aussi inoffensives que les autres.

Régime alimentaire. — Le petit nombre, et par conséquent l'éloignement des repas, en empêchant le renouvellement de la bile dans la vésicule, en favorise la stagnation, et par conséquent la formation des dépôts lithiques.

Si un régime alimentaire trop succulent a pu être accusé de produire des calculs, c'est que les conditions sociales où l'on peut se le permettre, coïncident aussi avec des habitudes sédentaires.

Remarquons de suite que le défaut d'exercice se retrouve dans tous les éléments étiologiques, soupçonnés avec plus ou moins de raison, de produire la maladie qui nous occupe.

« Le repos agit, dit Frerichs, en ralentissant le cours de la bile. »

Tissot mettait la maladie biliaire au nombre des maladies des savants, Durand Fardel au nombre de celles des vieillards. On trouve souvent des calculs chez les individus qui ont été longtemps prisonniers, ou longtemps malades.

La grossesse, les affections de matrice, qui condamnent si souvent les femmes au repos, prennent donc un rang capital, dans la genèse des maladies biliaires.

Conditions morales. — Je connais plusieurs exemples de crises hépatiques dues certainement à une influence morale. La guerre franco-allemande, si fertile en émotions déprimantes, m'a permis d'en observer quelques cas en 1871 et 1872. Les deux suivants ont été recueillis par moi à cette époque.

Ire OBSERVATION

Mme D... est venue, en 1870, à Vittel dans un état de santé que résument les quelques lignes suivantes :

Mme D..., 31 ans, tempérament bilioso-nerveux, santé délabrée, calculs biliaires ; ictère.

Cette malade souffre de l'estomac depuis longtemps ; mais il n'y a que deux ans que des crises hépatiques se sont déclarées ; elles sont violentes, longues, et les calculs expulsés et constatés sont volumineux. Chaque crise s'accompagne de vomissements et débute par le creux de l'estomac, pour gagner ensuite le dos et l'épaule droite. L'appétit est généralement précaire, les digestions assez faciles. Les selles sont rares, tantôt blanchâtres, tantôt fortement bilieuses.

Un ictère général et intense, qui s'est montré avec les premières crises et n'a pas varié depuis lors, persiste encore aujourd'hui, accompagné de démangeaisons plus ou moins vives suivant la température. Il n'y a pas sur la surface de la peau la moindre trace de maladie. Le pouls est lent ; l'état général laisse beaucoup à désirer. Mme D... a beaucoup maigri, surtout depuis l'année dernière ; car une cure de Vichy en 1869 a considérablement aggravé son état, et multiplié les crises qui se renouvellent toutes les semaines.

La menstruation est irrégulière, tantôt peu, tantôt très abondante.

Tel est l'état peu satisfaisant de Mme D... en arrivant à Vittel.

Le lendemain, une crise éclate ; elle ressemble à toutes les précédentes, et donne deux graviers de matière colorante de la grosseur d'un pois.

A partir de ce moment, et sous l'influence de l'eau de la source Marie *intùs et extrà*, les crises ont été supprimées ; l'appétit est devenu excellent, les gardes-robes régulières ; l'ictère et les démangeaisons ont complètement disparu.

Plus tard, la menstruation s'est régularisée. Les choses en étaient là, et Mme D... avait repris son embonpoint et son état de santé primitifs, quand arrivèrent dans la ville qu'elle habite les Allemands, aux exigences et aux mauvais traitements desquels elle fut exposée ; moins de huit jours après, elle eut une crise et un mois après une autre ; on ne trouva dans la matière des selles que de la gravelle biliaire, mais pas de calculs.

Mme D... se remit ensuite peu à peu ; en 1871 et en 1872 le résultat de deux cures successives à Vittel fut très-favorable.

IIe OBSERVATION

Cette observation est presque identique à la précédente ; elle n'en diffère que par la nature des produits biliaires, qui, dans le cas précédent, consistaient d'abord en calculs de matière colorante et plus tard en gravelle exclusivement ; tandis qu'ici il s'agit de gravelle, de cholestérine d'emblée qui n'a jamais, jusqu'ici du moins, dégénéré en calculs.

Mais, à part cette différence, il s'agit, dans l'un comme dans l'autre cas, d'une lithiase des voies biliaires, améliorée d'une manière inespérée par une cure d'eau minérale à Vittel, et ayant repris ensuite un caractère aigu à peu près à la même époque, dans les mêmes conditions de frayeur. Il s'agit encore de l'invasion allemande et des violences qui l'accompagnèrent. Peu à peu les accidents disparurent comme dans l'observation I.

Hérédité. — Enfin, vient la question d'hérédité.

Quelques auteurs, voulant à toute force trouver dans les ascendants les germes du développement des coliques hépatiques, ont accusé de cette paternité les maladies les plus diverses : la migraine, les affections du cœur, la phthisie pulmonaire, les hémorroïdes, la goutte, la diathèse urique.

Je crois qu'en ceci, il y a de l'exagération, mais je suis loin de nier l'influence de l'hérédité.

Maladies des voies biliaires et du parenchyme hépatique. — Si par le fait de ces maladies, l'excrétion de la bile se trouve gênée, des calculs auront chance de se former. De ce qu'on rencontre quelquefois une augmentation de volume du foie, née ou non sous l'influence de l'inflammation, on ne peut pas conclure que la lithiase reconnaît cette origine ; on serait aussi autorisé à tirer une autre conclusion, qui attribuerait à la présence des calculs l'augmentation de volume de l'organe.

L'embonpoint n'entre-t-il pour rien dans la production des calculs biliaires ? Parmi les cas nombreux que j'ai observés, j'ai trouvé beaucoup de personnes obèses, de femmes surtout. L'explication de ce fait me paraît assez facile, en considérant le peu d'activité physique des obèses, partant la stagnation des liquides en général, de la bile en particulier, et le ralentissement des transformations organiques, qui permettent l'accumulation des produits excrémentitiels incomplètement élaborés.

Telles sont en général les causes prédisposantes de la lithiase biliaire ; mais il reste à se demander par quel mécanisme intime, la bile abandonne ses éléments précipitables pour former des calculs ; autrement dit, quelle est la cause déterminante de la la lithiase biliaire. Pour bien saisir cette question de physiologie pathologique, il nous faut étudier préalablement la composition chimique de la bile et des calculs biliaires. C'est ce que nous ferons, après avoir dit quel est le siège anatomique des diverses concrétions que l'on rencontre dans le foie.

CHAPITRE III

SIÈGE ANATOMIQUE DES CALCULS BILIAIRES

Partout où la bile naît ou séjourne, dit le professeur Charcot, les calculs peuvent se produire. Cependant toutes les concrétions que l'on rencontre dans les voies biliaires ne sont pas nécessairement des calculs biliaires. Il faut réserver ce nom aux seules concrétions dont la constitution physico-chimique, indique qu'ils ont pris naissance aux dépens de divers éléments qui entrent dans la constitution normale de la bile. Ainsi ils peuvent se former dans les ramifications biliaires intra-hépatiques, dans le canal cystique, dans le canal hépatique, dans le cholédoque, mais surtout dans la vésicule, qui est le véritable foyer de leur formation, et le point de départ habituel de la colique hépatique. Leur présence dans le réservoir biliaire, peut occasionner des troubles inflammatoires, analogues à ceux que la pierre détermine dans la vessie.

L'exiguité des canaux qui renferment des calculs biliaires, implique la petitesse du volume de ceux-ci, sauf certaines dilatations produites par leur nombre, ou leur accroissement progressif.

CHAPITRE IV

ÉTUDE PHYSIQUE ET CHIMIQUE DES CALCULS BILIAIRES

a. Caractères physiques. — Quoique les calculs solitaires ne soient pas communs, leur étude n'en est pas moins très intéressante; c'est pourquoi nous consacrerons aux *gros calculs* un chapitre particulier.

En général, tous les calculs que l'on trouve dans une vésicule, ont la même composition chimique, la même structure ; cette règle souffre peu d'exceptions.

Par analogie avec la lithiase urinaire, on trouve des *calculs biliaires*, de la *gravelle biliaire*, de la *boue biliaire*. Dans ces derniers cas, les grains de sable, variables quant au volume, depuis celui d'un grain de sable très fin, jusqu'à la dimension de petites graines oléagineuses, peuvent être en quantité innombrable, et former au fond du vase une couche épaisse, quand les matières ont été séparées par le lavage.

Storck en a compté 2,000, Hoffmann 3,646 ; dans la collection d'Otto, on voit une vésicule qui en renferme plus de 7,000.

Ces quantités se rapportent sans doute à des faits de gravelle biliaire, comme j'en ai observé plusieurs cas, où le sable formait après le lavage une couche très épaisse au fond du vase (Observation III).

La recherche des sables ou calculs ayant traversé l'intestin se fait de plusieurs manières ; et malgré la répugnance qu'inspirent ces investigations, on ne doit cependant pas les négliger, car il importe, dans tous les cas où le doute est permis, de pouvoir constater la véritable nature de la maladie.

La manière la plus fréquemment employée est la suivante : les matières fécales, telles qu'elles sont rendues par l'intestin à la suite d'un lavement, d'une purgation ou spontanément, seront reçues dans un grand vase de porcelaine ou de faïence blanche, et étendues de leur volume d'eau. Avec un petit balai, on les divisera en rompant et écrasant les matières résistantes ; quand l'eau a pris une teinte très foncée, on la décante, en ayant soin de ne pas verser les portions qui restent au fond du vase. On verse une nouvelle quantité d'eau, et on bat le tout une seconde fois avec le petit balai ; puis on décante, et ainsi de suite jusqu'à ce que l'eau soit claire. A la suite de ces opérations successives, il restera quelque chose ou il ne restera rien au fond du vase: la gravelle et les calculs étant à l'état frais plus pesants que l'eau, on les trouvera inévitablement au fond du vase ; à la fin de l'opération, on les mettra sécher sur un linge ou une feuille de papier, et on les soumettra ensuite à l'examen qu'on se propose de faire de leur composition.

On peut aussi se servir d'un tamis, sur lequel on verse les matières, que l'on soumet ensuite à un courant d'eau continu; les matières solubles sont entraînées, les calculs restent.

C'est rarement dans une des selles qui suivent de près une crise de coliques hépatiques, que l'on trouvera les produits cherchés, mais dans les selles qui le lendemain, ou plus tard, auront été expulsées spontanément, ou sous l'influence d'une purgation.

La couleur des calculs est très variable. La cholestérine leur donne un aspect blanc grisâtre, quelquefois transparent et nacré. La coloration plus foncée, tirant sur les nuances plus ou moins intenses du brun; tient à la présence d'une quantité plus ou moins abondante de matière colorante biliaire.

A l'état frais, leur densité est plus grande que celle de l'eau; ils ne surnagent que lorsqu'ils sont desséchés.

La disposition rayonnée est particulièrement apparente dans les concrétions formées de cholestérine.

Le rayonnement est composé d'une foule de pyramides brillantes, dont les bases sont tournées vers la surface du calcul, et dont les sommets viennent tous aboutir à un centre unique, c'est une disposition très élégante et parfaitement géométrique; on en rencontre d'autres, formés de couches concentriques avec un noyau, ces couches souvent ondulées, n'interrompent pas la disposition rayonnée des pyramides. Le noyau est généralement brun ou noirâtre; il est constitué par de la matière colorante biliaire, ou par un corps étranger. Il est tantôt plein, tantôt fendillé et desséché, constituant, suivant l'expression de Cruveilhier, comme une géode au centre d'un minéral.

En fait de corps étrangers, aucun ne vient de l'extérieur, contrairement à ce qui a lieu pour les pierres vésicales. On a signalé la présence de vers (Lobstein), d'une aiguille (Nauche), d'un caillot sanguin (Bouisson), d'un noyau de prune (Frerichs). L'écorce est ordinairement plus foncée en couleur que le centre; par la dessication elle s'effrite, se détache en écailles; les bases des pyramides forment des mamelons saillants.

Leur forme extérieure varie selon leur lieu d'origine ou de stationnement.

1° *Dans le foie et les branches du canal hépatique.* — Dans le foie, on ne trouve guère que des grains minuscules ou de la boue; dans les branches du canal hépatique, on a rencontré des dilatations sacciformes, occupées par des calculs rameux, en forme de branches de corail. M. le Professeur Laboulbène a montré en 1875 à la Société médicale des Hôpitaux, une série de calculs rameux de différents volumes, dont les plus gros avaient été trouvés par lui dans la vésicule du foie, les plus petits dans les canaux hépatiques. Ils sont très bien représentés dans son Traité d'anatomie pathologique, page 357. J'ai observé moi-même un cas de calcul coralliforme, expulsé par l'intestin, à la suite d'une colique hépatique de moyenne intensité.

2° *Dans le canal cystique et la vésicule.* — C'est dans la poche biliaire que se forment principalement les calculs; si le calcul est solitaire, il est rare qu'il remplisse toute la vésicule, à moins qu'il ne soit d'un volume exagéré, mais la vésicule se distend facilement, et peut contenir de la bile en quantité notable en même temps qu'un gros calcul, ou un amas considérable de concrétions et de boue biliaire.

Je n'ai jamais vu de calculs canaliculés. L'enkystement de gros calculs explique jusqu'à un certain point leur innocuité chez les vieillards.

Les concrétions du volume d'un pois, peuvent se rencontrer en nombre variable, de 10 à 30 par exemple; ce sont les plus communs; j'en possède de très beaux. Ils sont pourvus de facettes de voisinage très régulières, dont le mode de formation a reçu deux explications :

1° Ces facettes géométriques sont dues au frottement réciproque des calculs les uns contre les autres, c'est l'opinion généralement admise.

2° Selon Klebs, elles sont le résultat d'une sorte de pression, que les calculs, entassés dans la vésicule, exercent les uns sur les autres.

La forme générale est celle d'un solide polyédrique.

b. Caractères chimiques. — Les calculs biliaires renferment en général les éléments de la bile; mais ainsi que le fait remarquer M. Charcot, ils s'y trouvent en quantité inverse. On peut les ranger sous quatre chefs principaux :

1° La cholestérine;
2° Le pigment biliaire;
3° Les acides biliaires;
4° Les sels minéraux.

1° *Cholestérine.* — Elle entre presque exclusivement dans la composition des calculs radiés; on la trouve aussi dans les autres, mais en bien moindre quantité.

Chimiquement, on en détermine la présence et la quantité, de la manière suivante :

On pulvérise les calculs, on dessèche la poudre, et on la traite par un mélange à volume égal d'alcool concentré et d'éther pur; la cholestérine étant soluble dans ce réactif, en est ensuite séparée par l'évaporation, desséchée à 110 degrés, et pesée.

La cholestérine se trouve dans la bile de tous les animaux, dans le sang, le pus, le cerveau, le foie, surtout les foies gras, dans l'urine de la maladie de Bright.

On la trouve aussi dans le blé, le seigle, l'orge, les pois, dans une foule de graines où les animaux la puisent toute formée. Dans la cyrrhose, elle s'accumule dans le sang.

Elle est inattaquable par les *solutions alcalines*, même concentrées.

Elle se colore de diverses nuances sous l'influence de l'acide sulfurique et d'un peu d'iode; il en est de même avec l'acide sulfurique après dissolution dans le chloroforme. Si, à la cholestérine traitée par ces deux réactifs, on ajoute deux ou trois gouttes de perchlorure de fer, il se fait un dépôt rouge brique, la liqueur se colore en rouge, puis violet, et enfin, au bout d'un ou deux jours, le dépôt se décolore et devient tout à fait blanc. Cette réaction est caractéristique. (Méhu.)

2° *Les matières colorantes biliaires* ou *pigment biliaire*, sont :

a. Bilirubine ou cholépyrrhine.
b. Biliverdine.
c. Bilifuscine.

d. Biliprasine.
e. Bilihumine.

Ces quatre dernières paraissent provenir de la bilirubine, par le fait de diverses transformations que cette matière subit au contact de l'air, ou par ses combinaisons avec la chaux et la magnésie.

Pour isoler ces matières colorantes, on les traite, après séparation préalable de la cholestérine, par l'acide chlorhydrique étendu, qui dissout les sels de chaux et de magnésie, et les déplace de leurs combinaisons organiques. En jetant le tout sur un filtre, on obtient, d'un côté, une solution des sels minéraux salifiés par l'acide chlorhydrique; d'un autre côté, sur le filtre, les matières colorantes qu'on lave à l'eau distillée et qu'on dessèche.

La *bilirubine* est précipitée en grande abondance des urines ictériques par l'acide chlorhydrique. C'est un procédé clinique.

La *biliprasine*, qui colore en noir la surface des calculs biliaires, est insoluble dans les menstrues qui dissolvent les autres matières colorantes de la bile.

La *bilihumine* est encore insuffisamment étudiée.

Toutes les matières colorantes de la bile sont tributaires d'une réaction commune, dite *réaction de Gmelin*, qui consiste à obtenir diverses colorations, coordonnées et successives, en traitant par l'acide nitrique nitreux, un liquide renfermant des matières colorantes biliaires, comme de l'urine ictérique, ou de la matière calculeuse en solution chloroformique. (Méhu, 128.)

3° *Acides biliaires.* — Ils font partie de tous les calculs biliaires, mais en assez faible proportion; ils sont tantôt combinés aux alcalins et solubles dans l'eau, tantôt sous forme de sels calcaires, solubles seulement dans l'alcool. L'acide cholique, l'acide glycocholique et l'acide taurocholique sont les principaux acides biliaires.

4° *Sels minéraux.* — On trouve toujours du fer dans les calculs biliaires, mais en quantité très-minime. Les sels dont la proportion domine, sont les sels de chaux à l'état de carbonates, ils sont assez abondants; ils se combinent par dédoublement, avec les acides biliaires, pour former de nouveaux sels, très actifs dans la genèse des calculs biliaires.

CHAPITRE V

MODE DE FORMATION DES CALCULS

La connaissance de la composition des calculs biliaires, étant la préface obligée de l'étude de leur mode de formation, c'est pour ce motif que nous avons exposé assez longuement les conditions physiques et chimiques dans lesquelles on les rencontre ordinairement.

« La *cholestérine* qui est introduite en petite proportion par les aliments, se forme en plus grande quantité dans l'organisme. Une partie se brûle, une partie s'élimine avec la bile; elle ne s'accumule nulle part; elle peut être abondante dans certains éléments. Son abondance dans les humeurs est déjà pathologique. Partout où elle existe, elle est en dissolution; tout dépôt de cholestérine peut être considéré comme morbide. Elle reste en dissolution dans la bile à la faveur des sels que ce liquide contient, dans un milieu alcalin, avec une minime quantité de chaux; il faut de plus que la cholestérine soit en faible quantité. » (Bouchard.)

Si l'une ou plusieurs de ces conditions viennent à manquer, il se formera des calculs.

Donc, si les *acides biliaires* diminuent, si la bile devient *acide*, si la *chaux* augmente, si la *cholestérine* devient trop abondante, elle se précipitera, ainsi que les *pigments*, surtout si la bile est stagnante.

Plusieurs conditions de la vie ordinaire sont favorables à la production de quelques-unes de ces causes — le sexe féminin, ainsi que nous l'avons déjà dit, et la vieillesse, chez qui la nutrition retardante, s'oppose aux métamorphoses organiques, à la destruction des acides, à la production de la chaux.

Qu'on y ajoute : les professions sédentaires, les passions tristes, l'habitude de copieux repas, l'hérédité, et l'on aura le tableau à peu près complet des causes productrices de la lithiase biliaire.

Pour Frerichs, dont l'opinion ne diffère pas sensiblement de ce qui vient d'être exposé, la succession des phénomènes préliminaires à la formation des calculs, est la suivante : production anormale de mucus dans la vésicule, décomposition du cholate de soude, et passage de la bile de l'état alcalin à l'état acide; abandon par la bile en stagnation, de certains de ses éléments, précipitation des matières colorantes. Quant à la chaux, elle serait sécrétée par la muqueuse irritée ou enflammée.

En admettant que ces vues soient légitimes, quoiqu'elles n'aient pas subi le contrôle de la démonstration expérimentale, nous remarquerons que la production anormale de mucus peut avoir lieu, non seulement dans la vésicule, mais encore dans les canaux biliaires, puisqu'on a trouvé des calculs dans les différentes ramifications des conduits hépatiques; ce qui nous conduit à admettre, dans certains cas, une affection catarrhale généralisée des conduits hépatiques; mais d'autres éléments encore sont à prendre en considération dans la solution de ce problème.

« Si l'on veut pénétrer dans les détails, on trouve encore bien des lacunes à combler », avoue Frerichs. Et, en effet, la question, simple au premier coup-d'œil, apparaît tout-à-coup à peu près insoluble, quand on en analyse scrupuleusement les données diverses.

M. Fauconneau-Dufresne admet des prédispositions individuelles, qui rendent aptes à être atteints de calculs biliaires, certains individus plutôt que d'autres; et il considère le catarrhe des voies biliaires comme un résultat, et non comme une cause de la formation des calculs, par analogie avec ce qui se passe lors de la production de sables ou de graviers uriques, qui sont constamment accompagnés de mucosités, sécrétées par la muqueuse des calices et des bassinets.

CHAPITRE VI

CLASSIFICATION DES PRODUITS LITHIQUES D'APRÈS LEUR VOLUME

La lithiase biliaire, quant au volume de ses produits, peut se présenter sous quatre aspects différents :

1° *Boue biliaire.* — Cette forme peut être isolée, et durer fort longtemps; elle peut même ne jamais se compliquer ou s'accompagner de concrétions de volume plus considérable. On la reconnaîtra sans préparatifs. C'est un magma noirâtre composé à peu près exclusivement des produits colorés de la bile, parmi lesquels on aperçoit cependant quelquefois de rares paillettes brillantes de cholestérine. On n'y remarque ni stratification, ni rayonnement. En délayant ces produits avec de l'eau, leur densité les fait gagner le fond du vase ; mais en insistant, l'eau les entraîne.

2° *Gravelle biliaire.* — Les produits de la première catégorie sont souvent mélangés avec la gravelle biliaire ; les grains de cholestérine ou de matière colorante, plus ou moins colorés, se distinguent souvent à l'œil nu, mais la dissociation par le lavage est encore le meilleur moyen de les reconnaître.

Leur quantité peut être tellement considérable, que leur agitation avec un petit bâton, donne la sensation dure de gros grains de sable que l'on remuerait.

L'observation III donne un cas remarquable de cette forme.

IIIe OBSERVATION

M. X..., 52 ans, grand, gros, d'une constitution molle peu énergique, retiré du commerce depuis quelques années, est tombé depuis ce temps dans la plus complète inactivité ; il n'a pas su se créer la moindre occupation.

Les premiers symptômes de sa maladie se produisirent du côté de l'estomac et se manifestèrent par de la lenteur dans les digestions ; et comme il était gros mangeur, survinrent des indigestions. L'appétit diminua.

On attribua ces phénomènes au défaut d'exercice, M. X... essaya à plusieurs reprises d'en prendre, il ne put y réussir, il se fatigua, sans autre résultat que de précipiter l'arrivée des crises. Elles eurent toujours la région de l'estomac pour théâtre, et s'accompagnèrent constamment du vomissement des aliments. Je ne fus pas témoin des premières crises ; mais j'en observai une caractéristique, quelques jours après son arrivée à Vittel en 1865.

Je remarquai que les téguments étaient sans consistance et la peau insuffisamment animée ; on aurait dit une légère boufflissure générale. La crise ressembla à toutes les précédentes, éclata deux heures après le repas du matin, s'accompagna de vomissements, de sensibilité diffuse dans la région hépatique, et un peu plus tard de teinte subictérique de la conjonctive et des ailes du nez, en même temps que l'urine renfermait les éléments colorants de la bile.

La crise se termina dans l'espace de quatre à cinq heures par de l'assoupissement et une sueur profuse. Dans la nuit, une selle spontanée très abondante, sans matières dures ni diarrhée, ayant occasionné des douleurs cuisantes à l'anus, fut rendue et conservée. Je l'examinai le lendemain, après lavage préalable, et j'y constatai une quantité considérable de grains jaune clair, résistant sous les doigts à l'écrasement, avec quelques cristaux brillants de cholestérine, mais plus principalement composés de matière colorante biliaire. Leur quantité égalait réunie le volume d'un petit œuf de poule ; leur nombre n'a pas été déterminé ; il y en avait de la grosseur d'un grain de plomb de chasse nº 7.

Pendant quatre jours consécutifs, une selle quotidienne donna le même résultat en nature et en quantité ; le malade se remit assez promptement, et l'on cessa les recherches.

Il fut fort étonné de cette découverte ; jusque-là il n'avait invoqué sérieusement les lumières d'aucun médecin.

La gravelle peut exister indépendamment de calculs, et réciproquement.

Tantôt elle est d'un jaune plus ou moins foncé, tantôt d'une teinte noirâtre.

Quelques personnes ne soupçonnant pas être atteintes de gravelle biliaire, trouvent quelquefois, en se livrant à leurs soins habituels de propreté, de petits produits durs, résistants, insolubles dans l'eau ; ce sont de petits calculs biliaires qui ont franchi la vésicule et sont tombés dans l'intestin, sans provoquer de coliques.

Toutefois, je dois à ce sujet mettre en garde contre la découverte de certains produits ressemblant à de la gravelle, mais qui ne sont autre chose que de petits pépins de fruits rouges, groseilles, fraises, framboises surtout. Ces petits produits noirâtres, durs, ridés, de la forme d'un haricot, mais d'un bien moindre volume, ressemblent au premier aspect à des concrétions hépatiques ; mais on en vérifiera la nature de la manière suivante : après les avoir lavés et essuyés dans un linge, on les divisera soit avec l'ongle, soit avec un canif, et on distinguera la pellicule d'enveloppe, et l'amande qu'il ne sera pas impossible d'écraser et même de diviser en ses divers cotylédons; l'amande écrasée sur du papier le graisse à la manière de l'huile, ou de toutes les graines oléagineuses.

3° *Calculs moyens.* — Les calculs moyens, et j'appelle ainsi ceux qui ont le volume d'un pois ou un peu moins, sont également de coloration et d'aspect variables : ils sont généralement onctueux au toucher, tantôt de forme irrégulière, mais jamais à angles très aigus; tantôt taillés géométriquement par le fait de frottements sur plusieurs de leurs faces par d'autres calculs. Cette forme même est capable d'apporter quelques lumières au pronostic.

Leur densité, à l'état sec, est inférieure à celle de l'eau; à l'état frais, ils gagnent le fond du vase. Leur consistance, quelquefois assez faible pour se laisser rayer profondément par l'ongle ou écraser entre les doigts, est d'autres fois très grande; tantôt c'est un simple épaississement de la bile, tantôt une concrétion très dure.

Ils sont généralement assez nombreux, j'ai pu en recueillir jusqu'à 30 à la suite d'une crise hépatique.

Cette variété est la plus commune.

La statistique de Vittel surabonde en faits de cette nature; j'ai recueilli près de 650 observations à ce sujet; mon confrère, M. Bouloumié, m'a dit en avoir recueilli à peu près autant.

Quelques observations, du reste inédites, ayant trait à la gravelle biliaire et aux calculs moyens, présenteront la physionomie générale de la lithiase biliaire, telle qu'on la rencontre vulgairement, et nous permettront plus tard, après les avoir complétées par des cas plus graves de gros calculs, d'exposer la symptomalogie de cette maladie.

IVᵉ OBSERVATION

Mme A... est âgée de 22 ans, elle a été mariée à 16, est très forte, n'a eu qu'un enfant. Après un an de mariage et ensuite un an après ses couches, a ressenti les premières crises hépatiques. Elles ont été précédées de douleurs, de crampes d'estomac, de vomissements, ce qui faisait présumer une nouvelle grossesse ; il n'en était rien. Une douleur d'abord vague et diffuse autour de la ceinture, finit par se cantonner à droite au niveau de la grosse portion du foie, ce qui ne lui permettait pas de se coucher sur le côté gauche, et très peu sur le côté droit ; le tout accompagné d'une constipation qui a duré jusqu'à onze jours. Les premières crises, qui ne paraissaient être que des avertissements, ne tardèrent pas à prendre un caractère plus grave, s'accompagnant de douleurs intenses et de vomissements. A chaque crise, les urines étaient très foncées en couleur, mais il n'y a jamais eu d'ictère ; les selles étaient grisâtres. Entre les crises, la santé redevenait bonne, sauf les fonctions de l'estomac qui, toujours lentes en général, l'étaient davantage à propos du repas du soir. Le foie est volumineux, il mesure 15 centimètres de hauteur au niveau du sein.

La première cure à Vittel qui s'est composée *d'eau salée*, à une dose maximum de 2 litres dans la matinée, et d'un bain alcalin de 35 minutes tous les 2 jours, eut d'assez bons résultats, malgré une crise de deux heures qui s'est calmée sans intervention médicale ; les urines ont été très bilieuses, le foie a perdu 2 centimètres, et la digestion se fait aussi rapidement le soir que le matin ; il n'y a plus de constipation ; l'hiver suivant n'a été traversé que par deux petites crises ; mais huit jours avant de venir faire une seconde cure à Vittel, une colique plus longue et plus intense éclate, elle dure trois jours ; Mme A... n'en est pas encore remise, à son arrivée l'appétit est presque nul, la constipation s'est reproduite, il n'y a pas de jaunisse. Les conditions n'étant pas mauvaises, Mme A... commence sa cure de suite, rien ne vint l'entraver ; l'empâtement péri-hépatique et cystique, résultat de la dernière crise, se dissipèrent sous l'influence de selles abondantes et franchement bilieuses ; l'appétit ne se fit pas longtemps attendre.

L'hiver suivant, rien absolument ; toutes les fonctions se sont faites de la manière la plus normale.

A la suite de la troisième cure, je notais les réflexions suivantes :

Si l'on ne devait pas toujours suspendre son jugement sur le retour possible des crises hépatiques, on pourrait considérer Mme A...

comme très avancée dans le chemin de la guérison. Elle a repris son ancien embonpoint, peut-être un peu plus, parce qu'elle est devenue plus sédentaire, en raison des occupations que lui impose son commerce. Trois ans après, mes restrictions ne se sont que trop confirmées, car pendant la quatrième cure à Vittel, les crises ont été fréquentes. J'ai dit plus haut que Mme A... était devenue très sédentaire et très occupée à des écritures, et qu'elle avait suspendu ses cures depuis trois ans, je suis persuadé que le retour des coliques est dû surtout à sa mauvaise hygiène. J'ai dû employer des injections de morphine à trois reprises pour trois crises différentes ; il n'y a pas eu d'ictère, mais des urines très bilieuses, des selles noirâtres composées de boue, de gravelle biliaire et de quelques graviers qui malheureusement n'ont pas été recueillis. La vésicule s'est débarrassée complètement de nouveau ; toutes les fonctions ont repris leur activité et leur régularité, et de puis cette dernière tempête qui a été véritablement une des plus violentes qu'elle ait éprouvées, Mme A..., que j'ai l'occasion de voir de temps en temps, n'a pas eu de nouvelle crise depuis six ans.

Ve OBSERVATION

M. B... est âgé de 51 ans, quoique magistrat, ses habitudes ne sont cependant pas trop sédentaires. Tempérament lymphatico-sanguin, très brun. A l'âge de 20 ans, a commencé à ressentir, du côté du foie, des troubles qui se sont apaisés pendant une vingtaine d'années, mais d'une manière complète ; non-seulement ils se sont reproduits depuis 3 à 4 ans, mais ils sont même devenus assez fréquents pour attirer trop vivement son attention sous formes de *crampes d'estomac*. Ce retour insidieux ne tarda pas à se caractériser par des coliques hépatiques, s'accompagnant constamment de vomissements bilieux faciles. L'appétit est capricieux, les digestions suffisamment actives, sans constipation, la sclérotique est légèrement jaune. Rien dans les urines.

La dose matinale de l'eau de la Source Salée n'a jamais dépassé un litre et demi. Bain alcalin tous les deux jours. Pendant la cure, on craignit sérieusement vers le sixième jour l'explosion d'une crise, mais tout se borna à une douleur assez vive derrière la pointe du sternum, et quelques vomissements bilieux. Il est vrai que M. B..., qui est doué d'un bon appétit, s'était laissé aller à le satisfaire, et avec des aliments qui lui étaient absolument interdits, des choux par exemple. Tous les matins il y avait deux à trois selles bilieuses.

Entre cette première cure et la seconde, et malgré de nombreuses infractions au régime alimentaire, il ne s'est pas produit la moindre incommodité ; toute trace de jaunisse a disparu, toutes les fonctions s'exécutent bien, L'usage de l'eau produit toujours de fréquentes et faciles évacuations alvines. Cette deuxième cure se passa sans incidents.

Enfin, une dernière cure de précaution a été faite en 1887 et jusqu'ici rien ne fait présumer le retour des coliques hépatiques.

Ce cas est des plus simples, et démontre que des accidents biliaires peuvent être enrayés, lorsqu'ils sont traités à temps par des moyens convenables.

VIe OBSERVATION

M. C..., âgé de 43 ans, est d'une excellente constitution. Les premiers accidents datent de l'hiver 1881. Rien dans les conditions habituelles de sa santé ne pouvait faire soupçonner l'existence de la lithiase biliaire.

Des habitudes anciennes de bonne chère non contrebalancées par un exercice suffisant, paraissaient le prédisposer plutôt à la goutte et à la gravelle qu'à une affection hépatique.

Tout d'abord rien de particulier dans le début de la maladie ; des *crampes d'estomac*, des crises peu intenses ayant leur siège dans la zône gastro-hépatique, quelquefois des vomissements, d'autres fois non, un peu d'ictère, mais si léger, si clair, que c'est à peine si on le remarquait. Rien autre chose pendant plus de dix-huit mois, mais alors les crises éclatent de plus en plus rapprochées, l'ictère se fonce davantage sans cependant être persistant, l'estomac se dérange et, finalement, la maladie prend des proportions qui ne manquent pas de gravité. En dernier lieu les crises sont d'une grande intensité, les selles sont décolorées, il y a des démangeaisons ; le foie a eu des périodes alternatives d'augmentation et de retrait ; aujourd'hui cet organe est petit, M. C... a beaucoup maigri, l'ictère est intense, il n'y a pas de fièvre, il n'y a pas de constipation. La dernière crise date de plus de 15 jours. Le foie est endolori, si les canaux hépatiques étaient complètement perméables, l'ictère devrait être passé, vu l'époque de la dernière crise. L'appétit serait encore assez bon, mais après chaque repas, il y a des élancements dans la région de la vésicule qui cependant n'est pas douloureuse à la pression, quoique moins fortement distendue.

La cure à Vittel n'a pas dépassé 2 litres d'eau salée le matin et un bain alcalin tous les jours. Trois crises coup sur coup, à deux jours d'intervalle, éclatent à partir du huitième jour ; le malade est pusillanime, je suis obligé d'employer promptement la morphine ; pour résultat, l'expulsion de boue biliaire noire et très compacte, parsemée de grains brillants provenant de cassures.

Il est probable qu'un ou plusieurs graviers de cholestérine ont été brisés ; on n'en a pas trouvé d'entiers dans les selles qui ont été examinées. L'ictère ne tarde pas à disparaître ainsi que les démangeaisons ; l'eau produit 2 à 3 selles par jour, les matières intestinales sont colorées, l'urine ne renferme plus de pigments biliaires, la vésicule actuellement vide n'est plus perceptible au toucher. Après un intervalle de deux mois, M. C... revient faire au mois de septembre une nouvelle cure ; il a subi deux crises sans jaunisse persistante ; dès le lendemain, une colique éclate ; dix jours après, une autre, où dans chacune la morphine intervient avec succès ; le 15 octobre, nouvelle et dernière crise, à la fin de laquelle le malade a eu la sensation très distincte du déplacement d'un corps étranger, se dirigeant de droite à gauche. A la suite de cette sensation, la crise s'est terminée brusquement, et depuis lors, c'est-à-dire depuis plus de dix ans, il n'y a pas eu de retour de crises hépatiques. Il est regrettable que l'on n'ait pas recherché dans les matières fécales, on aurait probablement fait quelque découverte intéressante.

Enfin en 1885, après trois ans de repos, une nouvelle cure que l'état de santé de M. C... ne nécessitait pas, ne fut suivie d'aucune crise, et depuis lors la guérison s'est maintenue.

VIIe OBSERVATION

Mme D..., grande, pâle, maigre, jaunette, est une jeune femme de 25 ans, d'un tempérament nerveux qui, jusqu'à son mariage, paraît s'être toujours assez bien portée.

Les premières crises datent du mois de janvier 1882 ; elles avaient été précédées de gastralgie au moins pendant un an. A cette époque, une fausse couche paraît avoir été la cause déterminante des premiers accidents hépatiques. Couches normales en novembre 1883. En mars 1884, une crise hépatique avec jaunisse intense et vomissements. En juin, nouvelle colique à la suite de laquelle se déclara une pérityphlite grave et un engorgement considérable de la vésicule biliaire, qui persistait à son arrivée à Vittel.

Mme D... marche difficilement, en raison des douleurs qu'elle ressent dans le ventre, elle est courbée en avant. L'appétit n'est pas trop mauvais et les digestions ne sont ni longues ni difficiles, à la condition que le repas ne sera pas copieux. Le sommeil est assez calme, mais le décubitus sur le côté gauche est impossible ; une constipation ancienne, que l'administration d'une cuillerée à bouche de graine de lin, le soir en se couchant, ne parvient que difficilement à vaincre, est une infirmité de vieille date. La menstruation est assez irrégulière. Les matières fécales qui ont été souvent grisâtres, sont actuellement de coloration normale. Le poids est de 85 livres. L'aspect général des téguments est plutôt pâle que jaune. Cependant les sclérotiques sont légèrement suffusées, ainsi que la peau du ventre et de la poitrine. Il y a une grande tendance au refroidissement général. A une certaine époque, coïncidemment avec les crises des mois de mai et juin derniers, il y a eu une série d'accès fébriles à type tierce, avec frisson et chaleur, mais sans sueur ; la vésicule est distendue, douloureuse au toucher, pyriforme, dont la partie inférieure atteint presque l'ombilic ; le buste de Mme D... est très long.

La palpation du réservoir biliaire qui ne peut être faite qu'avec de grandes précautions, en raison de la douleur, ne permet pas, il est vrai, d'y sentir de calculs, mais néanmoins fait très bien apprécier sa continuation avec un engorgement résistant de l'angle du colon, reste probable de la pérityphlite signalée ci-dessus. Le changement de position ne fait varier ni le volume, ni la forme de cette tumeur. Le second jour du traitement, je constate un léger mouvement de fièvre, sans augmentation bien notable de la température, s'étant terminé par trois selles diarrhéiques sans manifestation hépatique. Le surlendemain, même phénomène, mais cette fois, avec retentissement très douloureux dans la région de la vésicule ; le pouls est monté à 120 pulsations, la température axillaire à 38.7 seulement. Cette discordance s'explique par l'état nerveux de la malade. L'accès se termine par plusieurs selles bilieuses comme précédemment. Ce sont de vraies coliques hépatiques revêtant une allure toute particulière, en raison du tempérament de la malade. Dans l'apyrexie, le pouls est à 90. L'eau salée à la dose de 500 à 550 grammes est très bien supportée.

En raison de l'état de l'estomac pour lequel je redoute des repas copieux, ainsi qu'un jeûne trop prolongé, je modifie les heures des repas que je multiplie en diminuant la quantité des aliments. Je réussis par ce moyen à accommoder les exigences du traitement avec celles de l'alimentation. En prévision de l'accès de fièvre, je prescris du sulfate de quinine, ce qui ne l'empêche pas de se produire, mais très faiblement.

Pendant tout ce temps le traitement a consisté en : eau de la Source Salée, un litre dans la matinée, Grande Source ou Source Marie, 150 à 200 gr. dans l'après-midi, très peu de bains, car ils étaient difficilement supportés, et du reste, la température froide et pluvieuse de la saison me rendait très circonspect dans l'emploi de ce moyen ; quelques frictions de pommade belladonée et des cataplasmes *loco dolenti*, tel a été le traitement.

Vers le 15e jour de la cure, on pouvait déjà constater une modification très favorable dans l'état de la vésicule si volumineuse à l'arrivée de la malade. En effet il n'y a plus, à la place de ce réservoir biliaire, à l'arrivée si volumineux, si distendu et si douloureux, qu'une tumeur étalée sans dureté, peu sensible à la pression, très nettement circonscrite, ne faisant plus corps avec le gros intestin et du côté de celui-ci, on n'avait plus d'autre sensation que celle de l'empâtement peu résistant des tuniques intestinales, séparé de la vésicule par des tissus souples et indolores. Mme D... se redresse en marchant comme au naturel ; l'appétit est bon, la digestion indolore et rapide, les selles fréquentes et toujours bilieuses, tantôt d'un brun très foncé, tantôt d'un jaune clair. On y a remarqué à plusieurs reprises des grumeaux de bile très compacte, de la boue biliaire couleur acajou, mais on n'y a jamais trouvé de graviers. La vésicule s'est vidée sans coliques hépatiques. La cure s'est continuée encore pendant une semaine, à la fin de laquelle il n'est pas survenu la moindre colique hépatique. Les accès de fièvre ne se sont pas renouvelés depuis plus de douze jours. Le poids, qui était de 85 livres à l'arrivée, est au départ de 90, en augmentation de cinq livres.

Au bout d'un an, Mme D... pesait 114 livres et n'avait rien ressenti du côté du foie ; son médecin m'annonçait qu'elle était parfaitement guérie. Plusieurs années ensuite Mme D..., en m'annonçant la naissance d'un second enfant, ajoutait que l'état de sa santé était aussi parfait que possible, et que du côté du foie, elle en était arrivée à croire qu'elle n'y avait jamais rien ressenti.

Cinq années après sa première cure, elle revint à Vittel ayant de la constipation et quelques inquiétudes au siège primitif de la pérityphlite. En effet, l'angle du colon est de nouveau empâté, résistant et sensible à la pression. Une cure de vingt jours fait de nouveau disparaître cet état congestif, mais du côté de la vésicule, tout est dans un état absolument normal.

Aujourd'hui Mme D... pèse 130 livres et jouit d'une parfaite santé.

VIIe OBSERVATION

Troubles digestifs. — Expulsion de calculs nombreux.

Communiquée par M. le Dr BOULOUMIÉ.

M..., commerçant, 36 ans, vie active. Antérieurement, santé très bonne jusqu'à 25 ou 26 ans, sauf quelques sensations douloureuses et quelques picotements du côté du foie. Tendance à la constipation. Vers l'âge de 26 ans, douleur au foie presque continue, avec exacerbations et sensations de poids et de constriction. Pas de douleur du côté de l'épaule, taches hépatiques nombreuses à la face, pas d'ictère. Il y a deux ans, douleurs continues plus vives, malaise habituel souvent avec fièvre, après les repas.

Appétit généralement suffisant, digestions pénibles, une selle quotidienne difficile. L'heure des repas est très irrégulière. A l'arrivée du malade à Vittel son état est le suivant : douleur constante dans l'hypocondre droit avec augmentation pendant la digestion. Immédiatement après le repas, malaise stomacal pendant une heure, puis deux heures environ de bien-être suivies de nouveau malaise, avec fièvre durant une heure environ ; réapparition des mêmes phénomènes se succédant dans le même ordre après tous les repas.

Forces très diminuées, amaigrissement très accusé, progressif depuis quatre ans ; sommeil assez bon.

Le foie est petit, situé très bas, indolore, le creux épigastrique et la région cholécystique sont douloureux à la pression.

Le traitement a consisté dans l'usage de l'eau de la *Source Salée*, à la dose maximum de 1 litre 2/3 dans la matinée et progressivement.

Vers le 6e jour de la cure, quelques douleurs sourdes dans le flanc droit, bouche pâteuse, malaise persistant pendant la boisson ; hier trois selles, appétit assez bon, mais digestion fébrile.

Une semaine après, retour des douleurs, quelques nausées, sensation de barre à la base de la poitrine.

Généralement, depuis quelques jours le facies est meilleur, les digestions plus faciles, les fonctions du ventre plus copieuses et plus régulières.

La cure durait depuis 15 jours, les douleurs hépatiques s'étaient renouvelées depuis quelques jours, lorsque commença une débâcle de calculs biliaires nombreux, de dimensions variables, la plupart de grosseur moyenne, quelques-uns volumineux, d'aspect cireux. Au moment de l'expulsion ils sont blancs et à facettes très apparentes ;

en se desséchant ils deviennent noirs, ratatinés, avec l'apparence de caoutchouc. Au début de cette évacuation, qui a duré pendant huit jours consécutifs, il a été retrouvé surtout des fragments et à la fin des concrétions sphériques formées de mucosités et de granulations calcaires. Depuis, la santé générale est devenue très bonne et les douleurs ont disparu.

Il serait absolument oiseux d'ajouter de nouveaux exemples à ceux que nous venons de citer; ce serait allonger ce travail sans véritable utilité.

4° *Les gros calculs.* — Tout calcul biliaire dont le volume dépassera celui d'une fève, devra être rangé dans la catégorie des gros calculs. Le volume extrême ne peut être fixé, même approximativement. Meckel en a décrit un de cinq pouces de long, et de quatre pouces de circonférence.

Nous parlons bien entendu des calculs expulsés par les voies naturelles. Ceux qu'on trouve dans des vésicules de vieillards *post mortem*, peuvent atteindre de plus grandes proportions, remplir complètement la vésicule, distendue outre mesure.

En 1872, j'ai publié l'observation d'un malade ayant rendu un calcul volumineux, de la grosseur d'un œuf de poule ; je n'en donnerai pas une nouvelle édition.

Depuis lors, plusieurs cas ont été recueillis par moi et mon confrère le Dr Bouloumié.

L'observation suivante, complètement inédite, comme du reste les précédentes, a été recueillie par moi en l'année 1880 et les suivantes :

IXe OBSERVATION.

Mme R... était âgée de 35 ans, lorsqu'il y a une douzaine d'années elle vint pour la première fois, faire usage de l'eau de Vittel. Quoique de belle apparence et d'une grande fraicheur de teint, elle avait déjà depuis un certain temps à se plaindre de son estomac. Elle avait subi à Paris les rigueurs du siège et, depuis lors, n'avait jamais joui d'une parfaite santé. Réglée de très bonne heure, n'ayant jamais eu de grossesse, mais des dérangements menstruels fréquents, avec cette particularité, que des retards dans la menstruation lui faisaient prendre de l'embonpoint, qui ne cessait de s'accroître que par l'apparition des règles, sans souffrance du reste.

A été assez longtemps dans les affaires, tenant les écritures de sa maison, par conséquent sans exercice physique suffisant, avec tentance manifeste à l'obésité. Migraines fréquentes. Mme R... s'enrhume facilement, éprouve de la dyspnée sans toux, est légèrement cardiaque et tourmentée par une leucorrhée abondante. L'appétit est assez bon, mais les digestions sont longues avec distension gazeuse de l'estomac ; il y a fréquemment des vomissements d'eau, soit le matin, soit dans la journée. A éprouvé à plusieurs reprises des *crampes d'estomac*, avec irradiations douloureuses dans le flanc droit. Tendance à la constipation, pas de traces d'ictère. Foie normal. L'analyse dénote huit grammes de sucre par 24 heures ; tel est son état à l'époque de sa première cure à Vittel, qui ne fut traversée que par une seule crise d'estomac, calmée rapidement par deux perles d'éther. L'hiver qui suivit fut loin d'être calme. En février, il survint des vomissements, de l'ictère léger, de la douleur dans la région hépatique, et une très grande constipation.

A son arrivée à Vittel, pour sa seconde cure, je constate une douleur diffuse dans tout le ventre, plus vive au creux épigastrique et à la région de la vésicule, mais le sucre a disparu de l'urine, et les migraines ont été beaucoup plus rares ; de plus Mme R... ne s'est pas enrhumée de l'hiver. Pendant cette cure, les crises hépatiques sont plus fréquentes que l'année dernière, quelques-unes ont débuté par le flanc gauche. Mais jusqu'ici, rien de particulier dans les selles. Recommandations de faire, ainsi que l'année dernière, usage de l'eau à domicile.

L'hiver qui suit se passe sans crises ; cependant des purgations sont utiles de temps en temps.

Une troisième cure paraît complètement inefficace ; l'état des voies digestives laisse beaucoup à désirer ; le foie sécrète une telle surabondance de bile, qu'il faut l'évacuer tous les huit jours ; des *crampes d'estomac* se font sentir fréquemment ; malgré cela l'embonpoint persiste, je crois même qu'il a augmenté.

Pour l'hiver, mêmes recommandations que précédemment.

Mais Mme R... n'était pas de retour chez elle depuis plus de quatre semaines, toujours tourmentée par des nausées, par des vomissements de bile et par un état de malaise des plus pénibles, qu'une crise éclata ; elle ne fut guère plus violente que les autres, mais elle eut un résultat tout-à-fait inattendu. On trouva dans les selles le deuxième jour après la crise qui avait cessé brusquement, un calcul du volume d'une noix moyenne, d'un blanc grisâtre partout, mamelonné, par conséquent composé complètement de cholestérine. La 4ᵉ cure de Vittel fut mieux supportée que les précédentes, il y eut encore quelques menaces, mais elles aboutissaient rapidement à une débâcle de gravelle et de boue biliaire, sans graviers. Les fonctions de l'estomac et de l'intestin reprirent leur activité ; les migraines ni le sucre n'ont pas reparu. Mᵐᵉ R... a conservé son embonpoint, il n'augmente plus et elle le porte allègrement.

Il s'est passé dans ce cas, ce que nous avons signalé plusieurs fois, M. le Dʳ Bouloumié et moi, sous l'influence du traitement : c'est l'activité qu'il imprime aux fonctions du foie, l'énergie d'expulsion qu'il communique à la vésicule, en un mot une tendance plus vive au retour des coliques hépatiques, jusqu'à ce que l'expulsion du corps étranger ait été obtenue.

En 1882, je publiai un travail étendu sur les gros calculs biliaires, dans la *Gazette d'Hydrologie*. En 1888, je communiquai sur le même sujet une note, à mes confrères de l'Association des Vosges.

En 1887, M. le Dʳ Bouloumié exposait verbalement à nos confrères des Vosges, les ressources thérapeutiques offertes par la Source Salée de Vittel, dans le traitement des calculs biliaires, et résumait deux observations très intéressantes de sa pratique.

Xᵉ OBSERVATION.

Dans la première, il s'agit d'une dame, atteinte de lithiase biliaire, de coliques hépatiques violentes et répétées, d'atrophie du foie, qui a expulsé un grand nombre de calculs biliaires pendant plusieurs cures, faites à Vittel, et parmi eux un calcul du volume d'une petite noix.

La malade est âgée de 48 ans ; depuis longtemps elle éprouve des migraines violentes et répétées. Elle a eu il y a 6 ans des hémoptysies, puis deux fractures du bras, coup sur coup, qui ont provoqué un séjour au lit de 62 jours. Il y a 3 ans, elle a éprouvé des *douleurs d'estomac* très violentes, avec retentissement dans le dos et dans les reins ; ses selles se sont décolorées. Après plusieurs violentes coliques de longue durée, sans qu'on ait constaté de calculs dans les selles, il s'est produit un répit de 3 ans, sans discontinuation de la dyspepsie, mais avec de la douleur sus-hépatique par la marche, des douleurs gastriques et dorsales.

En 1880, à Vittel, on constate de l'anorexie, de la constipation, de l'astrophie du foie, des douleurs à la vésicule, des traces de sucre dans les urines. Il se passe peu de jours pendant la cure, qu'il n'y ait des crises plus ou moins violentes, avec ou sans calculs constatés dans les selles, et dans le nombre, d'assez volumineux.

En 1881, pendant une seconde cure, les coliques se renouvellent fréquemment avec de la gravelle, des calculs moyens et un très gros, du volume d'une petite noix.

Jusqu'en 1882, la malade a joui d'une tranquillité relative.

La cure de 1882 a encore fait expulser des calculs, mais la santé générale s'est grandement améliorée.

La seconde observation, présentée par M. Bouloumié, est aussi d'un très grand intérêt.

XIe observation.

Elle concerne une dame de 50 ans environ, qui a rendu peu après sa cure de Vittel un énorme calcul. Son premier traitement date de 1885. On note des accidents arthritiques, des migraines et depuis 4 ans des coliques hépatiques, des coliques néphrétiques et des *névralgies de l'estomac*. Pendant sa cure, elle a éprouvé des crises hépatiqnes fréquentes et très douloureuses dont une de 18 heures. Moins de six jours après la fin de la cure, les crises recommencent avec des douleurs atroces, des vomissements incessants composés des aliments liquides absorbés, et de bile. La morphine n'a produit qu'un peu de calme et encore de peu de durée. Mme X... avait déjà, il y a plusieurs années, éprouvé des douleurs analogues, qui ont été bien reconnues pour des coliques hépatiques et néphrétiques, et ces douleurs avaient été appelées *névralgie de l'estomac*. M. le Docteur Bouloumié persiste dans le diagnostic de colique hépatique, due à un gros gravier qui sera sans doute évacué prochainement.

L'évènement n'a pas tardé à lui donner raison, car huit jours après, le mari de la malade écrivait : « Vous aviez raison, car hier à dix heures, ma chère malade a rendu un calcul qui mesure cinq centimètres de longueur et huit de circonférence. Le calme a succédé aux douleurs, mais les voies digestives n'ont pas encore repris leur état normal, et les selles sont mêlées de matières muqueuses. La malade est très faible. Elle est persuadée qu'à la suite des coliques qu'elle a éprouvées à Vittel, elle a dû rendre des calculs assez volumineux. »

Le mieux s'accentua de plus en plus, les digestions et le sommeil reprirent leur cours normal, et les douleurs disparurent. Le calcul, présenté par M. Bouloumié, est d'une taille peu ordinaire.

Il mesure 8 centimètres de circonférence, — 5 centimètres de long, — vingt-cinq millimètres de large ; il pèse 20 grammes ; sa forme est cylindrique, son aspect muriforme, avec quelques cassures de la couche corticale. A la coupe, on voit un noyau formé d'un centre jaune-brun, et une disposition radiée formée de cristaux de cholestérine qui le constitue à peu près complètement. Pendant une seconde saison à Vittel, pas de crise, mais des évacuations biliaires fréquentes. Ensuite quelques malaises, de la gêne péri-hépatique. Mais tous ces petits symptômes n'empêchent pas de considérer la santé de Mme X... comme très bonne, et l'expulsion de ce gravier phénoménal a été obtenu par l'usage de l'eau de la *Source Salée*.

Grandeur naturelle du calcul décrit ci-dessus

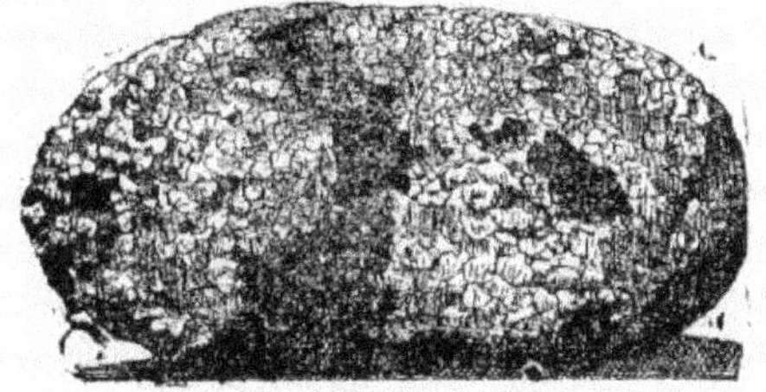

Enfin, je limiterai aux deux observations suivantes très résumées, les exemples de gros calculs biliaires dont l'histoire nous occupe actuellement.

XIIe OBSERVATION.

Mme X... a éprouvé, vingt ans avant l'époque actuelle, des accidents analogues à ceux qui l'amènent à Vittel, et a rendu des calculs biliaires avec fièvre irrégulière, ictère bronzé, et troubles digestifs variés. Elle est âgée de 55 à 56 ans, a eu cinq enfants, est à l'état de ménopause, est de belle taille, mais très amaigrie et très affaiblie.

Depuis 7 à 8 mois, Mme X... subit les alternatives de crises hépatiques, se renouvelant tous les trois ou quatre jours, ensuite plus fréquemment, mais s'accompagnant toujours de mouvements fébriles irréguliers. A son arrivée à Vittel, je constate : un appétit suffisant, mais une grande constipation, une teinte subictérique générale, des urines renfermant des pigments biliaires, des démangeaisons à la peau.

Le côté droit du foie est indolore et de dimension normale ; mais le côté gauche est hypertrophié et la vésicule, remplie outre mesure, déborde les fausses-côtes. La pression occasionne du malaise et une douleur sourde dans toute cette région. Pendant les huit premiers jorus, la tolérance de l'eau a peine à s'établir ; la constipation invincible, m'oblige à employer des adjuvants ; enfin nous arrivons à pouvoir prescrire cinq à six fois 2/3 de verre d'eau salée le matin, ce qui équivaut à 1 litre à 1 litre 1/3. A partir de cette époque, et pendant une vingtaine de jours, les crises n'apparaissent plus que de trois en trois jours, s'accompagnant presque constamment d'un mouvement fébrile, contre lequel échoue à peu près complètement le sulfate de quinine. Tantôt la fièvre accompagne l'accès hépatique, tantôt il évolue seul sans crise. Le stade de frisson n'a jamais manqué, mais le stade ultime ou stade sudoral a souvent fait défaut ; l'accès dure de 7 à 8 heures, se termine franchement, et la malade peut prendre de la nourriture immédiatement après. J'insiste sur ces accidents fébriles, nous aurons à y revenir plus tard.

Dans l'une des dernières crises, et pendant des efforts de vomissements, la malade sentit distinctement un mouvement, un déplacement dans la région de la vésicule et depuis lors, le creux épigastrique devient plus sensible à la pression. Le chloroforme à l'extérieur, le laudanum, les cataplasmes, l'accumulation de la chaleur, la morphine en injection, tels sont les moyens employés en même temps que l'eau salée, lorsque l'état de l'estomac en permet la tolérance ; l'ictère est très foncé, les urines sont couleur acajou. A la fin du mois d'août (la cure durait déjà depuis 40 jours, dont 15 à peine avaient été employés au traitement), la fièvre n'avait pas de rémission, les poussées hépatiques cependant n'étaient pas continues, elles laissaient de temps en temps à la malade un peu de répit, la situation était devenue grave ; le sulfate de quinine manifestement inefficace avait été remplacé par le quinium qui avait un peu mieux réussi. De temps en temps la malade, sa femme de chambre, moi-même, faisions avec des mélanges calmants, des frictions sur le creux de l'estomac et la vésicule, et c'est pendant l'une de ces frictions, dirigées de dehors en dedans, que je sentis très distinctement quelque chose me glisser sous les doigts, et disparaître dans les profondeurs du ventre. Aussitôt, l'intestin fut le siège de déplacements gazeux bruyants, la douleur disparut subitement, et la malade s'endormit d'un sommeil profond. Le lendemain à 4 heures du matin, elle eut deux selles liquides coup sur coup. Un léger purgatif en amena encore plusieurs autres, dans l'une desquelles, après un effort d'expulsion et de la douleur au passage, l'on trouva un calcul dont suit la description : Poids 1 gr. 94. Ecorce brun foncé, écaillé en plusieurs endroits par le lavage, intérieur rayonné par des pyramides de cholestérine, forme sphérique, aplatie aux deux pôles opposés ; grand diamètre, 17 millimètres ; petit diamètre, 15 millimètres ; circonférence, 45 millimètres.

Après cette expulsion le calme se rétablit très rapidement. A dix heures du matin la fièvre est complètement tombée, la malade accuse un état de bien-être inaccoutumé, et demande à manger. Le creux de l'estomac reste sensible, la vésicule est encore engorgée, le lobe moyen du foie reste volumineux. Le traitement par l'eau salée peut être sérieusement repris. Quoique la dose d'eau ne dépasse pas 4 verres de 300 grammes chaque matinée, le résultat purgatif se manifeste trois ou quatre fois par des selles bilieuses. A deux reprises différentes l'on trouve dans les selles de la boue biliaire et de la gravelle avec quelques calculs, mais leur volume ne dépassait pas celui d'un grain de plomb n° 5. L'embonpoint revient à vue d'œil et douze jours après, toute trace d'ictère a disparu.

L'hiver ne fut traversé par aucun incident, et l'année suivante, à son retour à Vittel, Mme X... est absolument méconnaissable. Non seulement, elle n'a plus rien ressenti depuis l'expulsion du calcul, mais la nutrition s'est faite d'une manière si énergique qu'elle se plaint, et non sans raison, d'être trop grosse. Le foie et la vésicule n'ont que leur volume normal ; quoique ces faits se soient passés il y a déjà une dizaine d'années, Mme X..., que j'ai l'occasion de voir presque tous les ans, n'a plus depuis cette époque, jamais rien ressenti.

XIIIe OBSERVATION.

Plusieurs gros calculs biliaires. — Etat particulier du foie.

En 1882, un de mes confrères m'adressait un malade avec les renseignements suivants :

« Je vous adresse et vous recommande spécialement M. X..., un de » mes clients et amis. Depuis trois ans, il a eu environ trois accès de » coliques hépatiques. Ces coliques ont été accompagnées d'ictère : les » premiers accès ne m'avaient pas beaucoup préoccupé, mais depuis » plus de trois mois, le malade a beaucoup maigri ; il a eu une » diarrhée chronique qui expliquait cet amaigrissement, et qui elle- » même, avait son explication dans l'usage imprudent de l'élixir de » Guillé. Le dernier accès a eu lieu il y a environ trois semaines, mais » moins fort que les premiers. A ce moment, j'ai appelé en consulta- » tion un confrère, qui a pensé comme moi qu'une saison à Vittel » serait favorable. Notre avis est qu'il n'y a de lésions, ni à l'estomac » ni au foie, bien que le petit lobe soit augmenté de volume.

» M. X..., est un névropathe renforcé ; j'ai eu en effet l'occasion » de l'observer ; il a eu des *accès de fièvre irrégulière*, que je range » dans la classe des fièvres nerveuses, néanmoins, il a pris quelques » doses de sulfate de quinine qui ont bien réussi. De plus, sa diarrhée » chronique est aujourd'hui enrayée ; elle a cédé surtout à l'usage du » diascordium. M. X... est hémorrhoïdaire ; l'examen de l'anus et du » rectum ne m'a rien fait sentir d'extraordinaire. En résumé le malade » que je vous adresse est un calculeux hépatique hémorroïdiaire, et » d'un tempérament essentiellement nerveux. »

Tels sont les renseignements très précis qui me furent donnés sur ce malade par son médecin. Pour les compléter, j'ajouterai que M. X.,. a 51 ans, est maigre, jaune et délabré, tantôt constipé, tantôt dérangé, sujet autrefois à des *crampes d'estomac* qui ont amené de la jaunisse ; les scélérotiques sont un peu suffusées. Les urines sont assez foncées, mousseuses, avec un reflet verdâtre, acides, d'une densité de 1,028 sans sucre ni albumine. Les procédés chimiques y font découvrir des produits biliaires.

La langue est crevassée dans le sens de sa longueur, d'un blanc sale dans son tiers antérieur ; d'une couleur jaunâtre au fond surtout vers les papilles en V ; le voile du palais et le palais sont couverts de granulations ; M. X... est fumeur. L'appétit est très bon, les digestions sont satisfaisantes.

Etat du foie. — Les fausses-côtes sont soulevées en bourrelet au voisinage du sternum, dont la pointe est très sensible à la pression, de même que toute la région hépatique. Le foie déborde les fausses-côtes de trois travers de doigt ; il est résistant et bosselé ; le lobe moyen mesure en hauteur onze centimètres, en largeur neuf. Les dimensions du foie sont les suivantes : ligne mammaire, seize centimètres ; ligne sternale, neuf centimètres ; transversalement, sa matitée se confond avec celle de la rate. Il y a de la dilatation stomacale. Il n'y a aucun signe suspect dans la poitrine.

En 1880, saison à Vichy peu avantageuse.

C'est dans ces conditions que M. X... vint faire une cure à Vittel.

Dès la première nuit il survint un *accès de fièvre* avec des sueurs très abondantes ; il se reproduisit encore *trois fois de cinq jours en cinq jours exactement*, puis disparut sans retour.

Début par l'eau de la Source Marie à la dose de 120 gr. en deux fois — augmentation progressive jusqu'à 700 gr. en quatre fois — puis usage de l'Eau Salée dont le maximum n'a jamais dépassé un litre le matin. Dans l'après-midi, 200 gr. d'eau de la Source Marie, un bain tempéré de vingt-cinq minutes tous les trois jours. De temps en temps un verre à Bordeaux (100 gr.) d'eau de Janos, le tout procurant une à deux selles abondantes et suffisantes par matinée. Tel a été le traitement très anodin par l'eau minérale. Ajoutons un petit verre de vin de quinquina au Malaga au commencement de chaque repas ; nous arrivons ainsi jusqu'au 9 août, avec un bon appétit, de bonnes digestions, le retour des forces et de l'embonpoint.

Jusqu'au 19 il y a eu *trois accès de fièvre* avec du sable biliaire abondant dans les selles.

L'accès du 19 n'est pas suivi de sueurs ; l'intensité de ces accidents fébriles s'atténue visiblement, et leur durée diminue.

Rien de particulier jusqu'au 26 août. Dans la soirée de ce jour, il y eut une indigestion du dîner qui avait été copieux, et probablement aussi des aliments du déjeuner, tellement les matières rendues furent abondantes ; mais il n'y eut pas de crise hépatique bien évidente, quoique les urines soient devenues très bilieuses. La diète modérée fit disparaître ces accidents.

Le 30, crise hépatique, qui dure de midi à six heures du soir, avec sensibilité vive du foie, teinte ictérique des téguments. Rien dans les selles.

Le 31, nouvelle crise dans les mêmes conditions que la veille, injection hypodermique de morphine (2/3 de centigramme), catap. laud. sur le creux de l'estomac.

La crise ne se termine pas d'une manière complète, la nuit est agitée.

Le 1er Septembre à sept heures du matin, je donne 0,40 de s. q. en une fois ; le malade est mis à un régime assez sévère, mais non à une diète complète, et le soir du même jour, il prend 0,30 de s. q.

Le 2 septembre, il n'y a eu ni crise ni fièvre, mais il y a de la constipation ; Eau de Janos, 100 gr. Dans le courant de la journée, pour en aider l'effet lent à se produire, lavement qui a pour résultat l'expulsion de matières noires très compactes, qu'il est difficile de délayer et de briser, et dans la masse desquelles on trouve un calcul biliaire du volume d'une grosse noisette, s'écaillant sur une de ses faces, d'une coloration jaune brun, avec des points brillants de cholestérine. Sa forme est irrégulière, mais on distingue très bien à sa surface une excavation hémisphérique, et une facette dont nous aurons tout à l'heure l'explication. Son poids est de 0 gr. 80.

Le 3, au matin, grande sensibilité du foie, constipation. Janos, 400 gr., à dix heures une selle dans laquelle on trouve un second gravier de la même nature que le précédent, mais moins volumineux, s'adaptant dans sa cavité sphérique, très exactement, et pesant 0 gr. 245 mill. Une autre selle renfermait de nombreux débris et du sable biliaire en abondance.

Dès le 4, les accidents généraux et locaux entrent en rémission, les urines qui étaient devenues couleur d'acajou, s'éclaircissent sensiblement, l'appétit ainsi que les forces reviennent. Avant le repas, vin de quinquina au Malaga ; augmentation progressive de la nourriture ; limitation à 75 centilitres au maximum du liquide de chaque repas, eau et vin. L'Eau Salée n'a été suspendue que pendant l'acuité de la crise des 30 et 31 août ; la dose maximum n'a jamais dépassé un litre.

Progressivement, mais assez rapidement, les urines se dépouillent de leur pigment biliaire, les téguments perdent leur coloration jaunâtre, les selles se régularisent : le creux de l'estomac s'assouplit.

Etat du foie au départ. Il est encore le siège d'une sensibilité diffuse et d'un certain malaise, qui est loin d'être de la douleur ; les fausses-côtes restent encore un peu soulevées à droite : les dimensions sont les suivantes : hauteur sous-mammaire, 0,11 ; sous-sternale, 0,06 ; par conséquent, grande diminution ; les bosselures sont à peu près disparues. La dilatation stomacale ne s'est pas modifiée.

Renseignements subséquents.

L'état de santé de M. X... est allé toujours en s'améliorant ; il a repris complètement ses habitudes qui sont assez actives ; son embonpoint s'est développé plus que sensiblement. Il est incontestable que c'est l'usage de l'Eau de Vittel qui a provoqué les crises d'expulsion, qui, du reste, ne se sont pas renouvelées depuis neuf ans.

CHAPITRE VII

COMMENT SONT ÉVACUÉS LES GROS CALCULS

La boue biliaire, la gravelle, les petits calculs, n'ont pas en général d'autre issue que les voies naturelles ; mais il n'en est pas toujours de même. Dans les exemples précédents, les canaux biliaires et la voie intestinale ont suffi au passage des calculs, mais il n'en est pas toujours ainsi ; les journaux de médecine ont cité l'année dernière, et cette présente année, des cas où l'intervention chirurgicale est venue très heureusement au secours de malades, en proie à de grands dangers, par le fait de la rétention de calculs dans les canaux biliaires (*).

Le tableau suivant résume les différents procédés par lesquels les calculs sont évacués :

1° Par les voies naturelles : c'est-à-dire les canaux d'excrétion du foie, la vésicule et l'intestin	Ce sont les cas les plus nombreux. C'est la règle pour les calculs petits et moyens.
2° Par des voies non naturelles	A. Par l'estomac, par vomissement ; B. Par le petit intestin ; C. Par le gros intestin ; D. Par les voies urinaires, le vagin ; E. Par une opération chirurgicale,

qui peut laisser à sa suite des fistules biliaires,	externes.	
	internes	en communication avec les organes du voisinage.

(*) Dr Rodet. Des progrès accomplis dans la chirurgie des voies biliaires. *Bulletin médical des Vosges*, n° 10.

Et enfin, par leur nombre et surtout leur volume, les calculs peuvent rester en permanence dans les organes biliaires :

1° Tantôt en ne manifestant leur présence par aucun dérangement de la santé ;

2° Tantôt en n'occasionnant que des crises passagères, mais fréquemment renouvelées ;

3° Tantôt en occasionnant la mort.

Ces différents modes d'expulsion, comportent des variétés, et s'accompagnent de phénomènes, que la nature du présent travail ne nous permet pas de développer.

CHAPITRE VIII

SYMPTOMATOLOGIE

« La colique hépatique, dit M. le Professeur Charcot, » est loin d'être la seule révélation clinique de la lithiase » biliaire. Elle est capable d'engendrer toute une iliade » de maux. Le fait le plus commun, c'est la migration à » travers les voies naturelles, d'un calcul qui parcourt » le canal cystique, puis le cholédoque. C'est pendant ce » temps, que se produisent d'ordinaire les désordres » nerveux qui constituent la colique hépatique. Une fois » tombé dans l'intestin, le calcul chemine jusqu'au dehors, » sans autre accident.

» Mais par contre, il peut arriver que le calcul s'arrête » dans un point quelconque des voies biliaires, et y reste » enclavé, produisant des accidents de la nature la plus » grave : déchirure, perforation des parois du canal, » ictère chronique permanent par rétention biliaire, dif-

» férentes altérations du foie, telles que cyrrhose, angio-
» chotite suppurée, abcès multiples, etc., etc.

» Arrivé dans l'intestin, il peut encore être l'occasion
» d'accidents redoutables, soit dans l'intestin même, soit
» dans les organes du voisinage. »

Telle est à grands traits, la physionomie des accidents qui peuvent avoir pour origine le déplacement anormal d'un calcul biliaire.

Mais il est nécessaire de spécifier plus minutieusement chaque phase syptomatique de cette affection.

Cette étude comprend trois phases bien distinctes, qui nous permettent de considérer la lithiase hépatique :

1° Dans ses manifestations générales, avant l'explosion d'une crise ;

2° Pendant la crise elle-même, c'est-à-dire pendant les coliques hépatiques ;

3° Dans l'intervale des crises, ou après une ou plusieurs crises.

1° *De l'état du malade avant l'explosion des crises.*

Existe-t-il des signes capables de faire soupçonner la présence de la gravelle dans les canaux biliaires, antérieurement à l'explosion de coliques hépatiques ?

« Des calculs peuvent exister en grand nombre dans les voies biliaires, sans se révéler pendant la vie par aucun phénomène morbide. » (Grisolle.) Les autopsies de la Salpêtrière et des Invalides, ont maintes fois offert l'exemple de vésicules biliaires entièrement remplies de calculs, et depuis longtemps, sans que ces individus, pour la plupart, aient eu des coliques hépatiques.

Un certain malaise général, accompagné de vertiges et de troubles permanents de la digestion, avec une légère teinte sub-ictérique du visage, surtout autour des yeux et des ailes du nez, peuvent être pendant longtemps, les seuls signes capables de faire soupçonner quelques lésions du côté du foie, si l'on n'a pas de bonnes raisons pour les rapporter à l'estomac directement. Ces dérangements peuvent durer longtemps, mais il est en général impossible de se prononcer, tant qu'une crise de coliques hépatiques n'a pas mis sur la voie d'une manière indubitable. Il est rare que des coliques hépatiques éclatent en bonne santé complète ; à l'époque de l'explosion des accidents aigus, et en dirigeant l'attention des malades du côté de leurs fonctions digestives, on finit par apprendre que depuis longtemps, la digestion est lente, laborieuse, que l'estomac se gonfle après le repas, que l'appétit est capricieux, qu'il y a de la constipation, que la bouche est mauvaise le matin, que souvent on rend de la *pituite* amère, et qu'on est parfois tourmenté de *crampes d'estomac* qui apparaissent, soit pendant une digestion régulière, soit sous l'influence de quelqu'aliment excitant ou de difficile digestion. La langue n'est presque jamais nette. A des troubles même assez graves, peut succéder un temps de répit assez long, puis les mêmes phénomênes reparaître. Enfin, une crise de coliques fait explosion, provoquée ou non, par une cause physique ou morale.

Quelquefois les crises ne sont pas franches, elles semblent ne pas sortir des limites de l'estomac, ne reçoivent de la nature des urines aucun signe confirmatif ou infirmatif, et laissent le médecin dans la plus grande incertitude; jusqu'à plus ample information, on se retranche derrière le diagnostic de *gastralgie*, plus ou moins périodique.

M. le Dr Senac fait suivre ces idées des sages recommandations suivantes :

« Le médecin doit avoir toujours présent à la pensée,

le développement possible des coliques hépatiques, lorsqu'existent du côté du foie ou de l'estomac, des accidents dont la persistance ou la répétition, ne sont pas suffisamment expliquées. La probabilité de l'explosion sera plus grande encore, si le sujet en observation appartient à une famille arthritique. « J'ajoute, et si les phénomènes prémonitoires se montrent à l'estomac, et au foie simultanément ou successivement. »

L'exploration directe est-elle toujours capable de révéler quelque chose ?

« On ne peut distinguer sûrement la présence des calculs dans le foie, que dans des conditions très favorables. » (Frerichs.) Si les calculs siègent dans le canal hépatique, et que son calibre soit complètement obstrué, on observe les symptômes des obstructions biliaires, surtout de l'ictère, et la tuméfaction du foie.

Dans la vésicule, leur présence est moins difficile à constater que dans les autres points de l'appareil biliaire. En effet, comme elle est plus accessible au toucher, on on a pu, dans quelques circonstances, mais notons de suite qu'elles ne sont pas communes, constater par la palpation une augmentation de volume de l'organe, s'accompagnant de douleurs gravatives au creux épigastrique, avec propagation à la pointe de l'omoplate, aux lombes, à la hanche droite.

Un examen attentif fait percevoir un corps globuleux et dur au siège anatomique de la vésicule, quand le calcul est unique et volumineux, ou bien un choc, une espèce de craquement quand ils sont nombreux. J.-L. Petit en compare le bruit à celui que feraient des noix qu'on agiterait dans un sac. Ces phénomènes sont des plus rares ; l'altération des parois de la vésicule, sa suppuration, sa rupture, ne sont pas non plus des cas communs. Je connais néanmoins une dame, actuellement âgée de 71 ans, qui, à l'âge de 57 ans, fut prise d'accidents aigus dans la région épigastrique ; il se forma un abcès au fond duquel on trouva un calcul biliaire du volume d'un petit œuf de poule, accompagné d'une grande quantité de sable. La poche fut nettoyée complètement, l'abcès se cicatrisa, et depuis lors la guérison ne s'est pas démentie ; de plus, la lithiase biliaire ne s'est pas reproduite.

Ces particularités se trouvent exposées dans le tableau qui résume les différentes manières dont les calculs biliaires peuvent être évacués (page 43). Les procédés chirurgicaux ne rentrent pas dans notre sujet ; cependant nous ne pouvons passer sous silence, les troubles anatomiques et fonctionnels que les crises laissent après elles. Cette étude viendra en son temps.

§ 2. *Colique hépatique.*

La *colique hépatique*, *colique biliaire*, *colique de foie*, partage, avec l'attaque de goutte le privilège de représenter un type décrit souvent, et bien décrit. « C'est la » révélation clinique, pour ainsi dire vulgaire, du passage à travers les voies naturelles, des concrétions » biliaires. » (Charcot.) Le début de la crise, a lieu ordinairement d'une manière sourde, par des douleurs faibles d'abord, mais qui progressent ordinairement avec rapidité, et atteignent en peu de temps une grande acuité. Ce n'est que par exception que les crises débutent d'emblée, par une grande douleur. Souvent, c'est trois à quatre heures après le repas qu'elles éclatent, c'est-à-dire au moment où la bile afflue dans l'intestin, sous l'influence du passage du chyme dans le duodenum.

Leur siège est tantôt le creux épigastrique, tantôt le flanc droit, avec irradiation du côté du dos, directement en face de l'estomac, ou vers la pointe inférieure de l'omoplate, tantôt même le flanc gauche; elles sont violentes; quelques malades les comparent à un déchirement intérieur. Ces points douloureux, correspondent au siège des organes mis en cause, et dénoncent localement l'irritation des voies biliaires.

Il survient souvent des vomissements, composés d'abord des matières alimentaires, du dernier repas, ou même des repas précédents; parce qu'au premier signal de la crise, la digestion s'arrête; ensuite de la bile, puis des mucosités. Le vomissement, de même que les nausées, sont des phénomènes réflexes : si l'estomac est vide, le vomissement se compose de glaires, d'eau plus ou moins sapide. Le malaise est souvent inexprimable; les malades sont couverts d'une sueur froide, ils s'agitent dans tous les sens, changent de place à chaque instant, pressent des deux mains la région épigastrique, se roulent sur leur lit, sur le parquet, sont ployés en deux; assis sur leur couche, ils ont les coudes sur les cuisses, se serrent les flancs et pressent leur tête entre leurs mains.

Duparque a signalé un phénomène que l'on rencontre du reste fort rarement; il consiste en spasmes des muscles abdominaux qui peuvent gagner le cou, la moitié droite du corps, et aller jusqu'à la perte de connaissance.

L'on considère ordinairement la colique hépatique comme une affection apyrétique, mais il y a de nombreuses exceptions.

Si le fait est vrai, quand il s'agit de calculs de petit volume, ou simplement de gravelle biliaire, il n'est plus exact quand on a affaire à des calculs volumineux, ainsi que nous l'avons déjà fait remarquer.

Quelquefois les crises surviennent à propos de la menstruation, et avec la même régularité.

Le creux épigastrique et la région de la vésicule, sont le siège d'une tuméfaction très appréciable, et d'une sensibilité telle, que la main du malade éloigne tout corps étranger susceptible de produire de la pression, et repousse celle du médecin qui cherche à se rendre compte de l'état de la région douloureuse.

La douleur spontanée est quelquefois tellement violente, que les mouvements les plus désordonnés en sont la suite, au point de ne laisser aux malades aucune conscience de ce qui les entoure.

Les premières coliques sont généralement plus violentes que celles qui suivent, par la raison que les premières ne trouvant pas les voies préparées, les calculs en migration distendent devant eux des canaux naturellement fort exigus, et rendus plus étroits encore par le spasme provoqué par la douleur.

Ordinairement la douleur ne persiste que peu de temps à son summum d'intensité, elle diminue peu à peu et devient plus supportable; le malade tombe dans l'affaissement, il survient un peu de répit, la respiration a plus d'ampleur; quelquefois même le calme est assez complet et assez long, pour permettre de l'assoupissement, le malade se laisse glisser avec bonheur dans son lit, mais tout-à-coup, il pousse un cri, sursaute avec vivacité, et la scène recommence.

La durée de la crise est assez variable, elle peut être courte, un quart d'heure, une demi-heure par exemple. Elle peut être très-longue, quinze, seize heures, trente heures même. Quelquefois elle n'aboutit pas au rejet du calcul. Celui-ci, après avoir été ébranlé, s'être engagé dans le canal qui le renferme, rétrograde, et reprend sa première position; le calme renaît, et tout est à recommencer. C'est ordinairement après un violent paroxysme que le calcul, ayant cheminé laborieusement, tombe dans l'intestin : alors la douleur aiguë cesse brusquement, le patient pousse un grand soupir, respire profondément, tâte son foie, son estomac, son ventre ; sa figure se détend, il a conscience que ses tortures sont épuisées; ah ! c'est fini, dit-il; il ne demande plus que du repos qu'on s'empresse de lui accorder; il s'allonge et s'endort, quelques-uns se remettent très vite, d'autres restent courbaturés plusieurs jours; s'il y a eu de la fièvre, elle tombe ; après un sommeil réparateur, le patient demande à manger; la sensibilité et la tuméfaction du creux épigastrique disparaissent peu à peu ; on peut palper cette région, il n'y a plus qu'une sensibilité vague, et quelquefois même plus du tout. Pendant la crise, la constipation est la règle. L'ictère n'est pas un symptôme constant de la lithiase biliaire, ni même de la colique hépatique. Son absence assez fréquente a pu induire en erreur, et fausser le diagnostic. Il faut pour qu'il se produise, que le canal occupé par le calcul soit aussi voisin que possible de l'embouchure intestinale ; par conséquent les calculs du cholédoque sont ceux qui donnent le plus souvent lieu à la jaunisse, qui, du reste, sera d'autant plus intense que le calibre du canal sera plus complètement obstrué.

La colique hépatique peut évoluer par conséquent, sans donner lieu à de l'ictère. La jaunisse peut se produire pendant la crise même, mais plus généralement après. Son intensité peut varier d'une simple suffusion des conjonctives, au bronze intense.

Les urines en reflètent également l'intensité; quelquefois elles sont couleur d'acajou. J'en ai vu, qui après une colique hépatique, renfermaient des pigments biliaires en abondance, et cependant il ne s'était pas produit de jaunisse.

La décoloration des selles, que les malades comparent

ordinairement à de la *cendre délayée*, est due à l'absence de matière colorante de la bile, n'ayant pas coulé dans l'intestin. L'odeur des matières est caractéristique ; elles exhalent une odeur aigre repoussante, la bile qui leur manque, n'ayant pu jouer à leur égard son rôle ordinaire de désinfectant. Les *démangeaisons* qui surviennent à la peau, quelquefois même avec un ictère très léger, mais plus ordinairement dans les jaunisses intenses, ont pour cause la présence de la bile dans le sang.

Le cheminement des calculs a pour facteurs principaux : les contractions des muscles du ventre ; la contractibilité propre, et la sensibilité des canaux biliaires et de la vésicule. Il est démontré en effet que la vésicule du fiel renferme de très nombreux faisceaux de fibres musculaires de la vie organique, formant par leur entrecroisement en tous sens, une véritable tunique musculaire. Les canaux biliaires ont la même composition anatomique.

La *douleur* étant un phénomène prédominant dans l'évolution de la colique hépatique, on a pu se demander quelle en était la cause. Cette recherche, qui peut paraître oiseuse, a cependant exercé la sagacité de plusieurs pathologistes.

Par les uns, elle est due à l'érosion de la muqueuse par le calcul, pour d'autres c'est la distension des canaux biliaires qui en est la cause. La douleur, dit Trousseau, » s'explique par l'irritation et le spasme, que déterminent » les corps étrangers dans les conduits étroits qu'ils » traversent, sous l'impulsion des contractions de la » vésicule. »

L'opinion de Chomel est en contradiction formelle avec celle de la plupart des auteurs qui ont étudié la question. Beau soutenait aussi que les phénomènes douloureux de la colique hépatique étaient d'ordre purement nerveux, en dehors de l'intervention d'un corps étranger quelconque. Etant donnée l'exquise sensibilité des conduits biliaires, démontrée par les expériences de Laborde, ensemble les recherches de Wolff, de Trousseau, de Frerichs, qui avec de la persistance et de la patience, ont presque constamment trouvé des calculs dans les garde-robes, les expériences de Laborde et Audigé relatives à la migration des corps étrangers dans les canaux du foie, nous devons rester convaincus que la *douleur* n'a pas d'autre cause que le déplacement, la migration d'un corps étranger, vulgairement d'un calcul biliaire, dans la filière des canaux hépatiques.

§ 3. *Accès de fièvre.*

Il est un autre syndrôme qui n'a jamais manqué dans les cas graves, ce sont les *accès fébriles* à *forme périodique*, simulant les accès de fièvre intermittente palustre.

Un travail sur ce sujet, communiqué par moi en 1888, à la Société médicale des Vosges, résume ainsi cette importante question. Depuis Sœmmering en 1795 jusqu'à nos jours, des écrivains médicaux fort nombreux mentionnent les accidents pyrétiques qui accompagnent les crises hépatiques ; ces accidents ont d'autant plus de signification que la colique hépatique évolue ordinairement sans augmentation du nombre des pulsations.

Portal en 1815, Budd en 1857, Frerichs en 1862, Labbé et Besnier en 1868, Charcot en 1869, 76, 82, Pentray, Magnien, Mossé, Lecorché en 1881 et beaucoup d'autres, ont signalé le fait, mais sans en donner l'explication. Il faut arriver j'usqu'à l'époque des leçons du Professeur Charcot, pour voir éclore plusieurs travaux importants nés sous l'influence de son enseignement, et particulièrement la thèse d'agrégation de M. le Dr Mossé, intitulée : *Des accidents de la lithiase biliaire.*

C'est donc aux leçons d'anatomie pathologique faites par le Professeur de la Salpêtrière, que l'on doit les études diverses qui ont mis en relief toute l'importance clinique des accès en question.

Cette pyrexie se présente habituellement sous deux formes :

1° *Fièvre hépatalgique.* — Elle accompagne les crises de coliques hépatiques, quand il s'agit de gros calculs, ainsi que nos observations l'ont mentionné ; elle présente les trois stades des pyrexies paludiques : frissons, chaleur, sueurs, mais pas tous au même degré.

Dans une crise vulgaire, le pouls reste calme et sans fréquence. La température n'augmente pas, mais d'autres fois, on l'a vu s'élever à 39, 40°, sous l'aisselle, et à 38, 39°5 à l'hypochondre (Peter). Le frisson, le tremblement est long et violent ; le malade est ratatiné dans son lit, couché sur le côté, le menton dans les genoux ; il craint d'être dérangé, il serre autour de lui ses couvertures, reste immobile et claque des dents. Les symptômes propres à la fièvre se combinant avec les symptômes douloureux de la colique hépatique constituent un tableau de souffrances absolument pénible à voir. J'ai vu durer ce stade jusqu'à quatre grandes heures, malgré tous les efforts tentés pour provoquer le réchauffement.

Lorsque la chaleur commence à revenir, la figure du malade se détend, il reprend dans son lit une position plus calme, et peu de temps après, la moiteur survient ; elle coïncide avec l'apaisement de la douleur hépatique.

J'ai vu la période sudorale manquer souvent ou être très faible, sauf dans l'observation XIII.

Les accès ont ordinairement lieu le soir, et peuvent

affecter tous les types connus. Avec l'expulsion du ou des calculs, les accès disparaissent sans retour.

Telle est la forme ordinaire de la fièvre hépatalgique, se produisant dans les cas de calculs biliaires, ordinairement volumineux, mais sans suppuration des canaux hépatiques, et qu'il ne faut pas confondre avec la forme suivante :

2° *Fièvre hépatique.* — Cette forme ne débute pas brusquement chez un sujet bien portant, mais chez des malades qui ont eu déjà plusieurs crises de coliques hépatiques avec ou sans ictère, et même sans colique hépatique antérieure, c'est-à-dire dans des cas de calculs occupant les ramifications des canaux hépatiques, où leur présence est trahie par des accès fébriles. Ces accès ressemblent aux précédents dans la forme aiguë ; au début, ils sont assez réguliers, mais ils ne tardent pas beaucoup à prendre la forme des types les plus variés. Ils débutent presque toujours le soir ou dans la nuit. Plus tard, le pouls reste fréquent avec des exacerbations vespérales comme dans la fièvre hectique, la fièvre de suppuration.

Des recherches urologiques entreprises par MM. Brouardel et Regnard, ont conduit ces expérimentateurs aux conclusions suivantes : tandis que dans les pyrexies paludéennes, le chiffre de l'urée augmente avec la température, dans les pyrexies hépatiques, au contraire, il diminue considérablement. Ce fait clinique trouve son explication dans la théorie, qui considère le foie comme l'organe fabricateur de l'urée. M. le Professeur Charcot ajoute beaucoup d'importance à cette découverte, mais il ne la considère pas comme applicable exclusivement à la lithiase biliaire, mais à tous les cas où il y a obstruction des canaux du foie, avec ou sans ictère. Cette forme de fièvre, qui accompagne les angio-cholites suppurées, rentre dans la catégorie des fièvres hectiques, son pronostic est des plus graves, et diffère totalement de celui de la fièvre hépatalgique.

Diagnostic différentiel. — Quelle que soit la forme à laquelle on ait affaire, on peut la confondre avec d'autres pyrexies, notamment avec les fièvres de marais dont elle a l'aspect.

Tout en étant convaincu qu'on peut, dans la plupart des cas, distinguer une fièvre paludéenne d'une fièvre uro ou hépato-septique par exemple, nous remarquerons avec Budd et Charcot que les septicémies uriques et hépatiques ont un processus identique. La fièvre uro-septique ne fait explosion que chez les individus à vessie malade, suppurante, avec altération de l'urine ; dans la fièvre hépato-septique, il y a aussi des produits de suppuration, soit dans le parenchyme du foie, soit dans ses canaux. Dans les deux cas, il y a stagnation d'un liquide altéré ; dans les deux cas, les parois des conduits et des réservoirs sont atteints d'inflammation à degrés variables, mais toujours susceptibles de résorber les liquides toxiques qu'ils renferment ; par conséquent, dans les deux cas aussi, l'empoisonnement se fait par le même procédé ; il n'y a donc rien d'étonnant que les phénomènes de réaction aient tant de ressemblance.

Le Professeur Charcot s'en explique d'une manière très catégorique : « La condition anatomique la plus » favorable à l'éclosion de cette fièvre, dit-il, paraît être » la présence, dans les voies biliaires, dilatées, de pus » ou de muco-pus mêlé à la bile stagnante. Toutefois, il » est certain que l'angiocholite suppurative peut exister » sans qu'il y ait de fièvre intermittente, et que, d'un » autre côté, celle-ci est susceptible de se produire, alors

» qu'il n'y a pas, à proprement parler, suppuration des
» voies biliaires. Il convient donc de chercher la raison
» du développement de cette fièvre en dehors de tous les
» éléments qui viennent d'être énumérés. Je propose
» l'hypothèse suivante : la fièvre dont nous nous occu-
» pons, tiendrait à la présence dans les voies biliaires
» dilatées et enflammées, d'un principe septique, d'un
» poison morbibe pyrétogène, résultant d'une altération
» du liquide biliaire. Ce principe, bien entendu, est
» inconnu, quant à présent, de même que les conditions
» prochaines qui président à sa production. »

Quant à l'intermittence des accès, dans les deux cas, on en ignore totalement la cause.

L'analyse des faits et des théories émises à ce sujet, nous conduisent en fin de compte, à une inconnue, celle de la nature du poison biliaire, qui par son passage dans le sang, donne lieu aux accès de fièvre hépatique. De ce côté, le problème n'a pas encore reçu de solution.

De plus, cette théorie qui peut s'appliquer aux cas où il y a de l'inflammation et de la suppuration dans les voies biliaires, c'est-à-dire avec production de matières septiques et chances de résorption, ne peut plus convenir aux cas simples de fièvre hépatalgique, dans lesquels l'existence de l'inflammation et de la suppuration est peu vraisemblable, puisque les accidents pyrétiques cessent d'une manière complète, après l'expulsion de calculs, quel qu'en soit le volume.

Conservons néanmoins cette explication pour les cas de fièvre hépatique.

Mais pour les cas de fièvre hépatalgique, la cause pyrétogène doit se rattacher, je pense, à *des effets réflexes*, provoqués par la douleur. En effet, un calcul, poussé vers ses voies naturelles d'élimination, occasionne forcément des troubles nerveux qui réagissent par *voie réflexe* sur le grand sympathique, qui à son tour exerce son action sur le muscle cardiaque et les vaso-moteurs ; de là les troubles de la circulation et de la calorification centrale et périphérique; de là aussi la simplicité et l'innocuité du résultat final. En effet, le gravier expulsé, tout rentre dans l'ordre complètement et rapidement. Il y a donc une grande différence, et j'insiste sur ce point, entre le pronostic à porter sur l'issue de la fièvre hépatalgique, et sur celui de la fièvre hépatique ; autant il est grave dans ce dernier cas, autant il doit être presque anodin dans le premier, le tout en considération de la marche de l'affection et des causes qui lui ont donné naissance.

Cette théorie, tout à fait inédite, rend compte de tous les phénomènes observés.

Les crises de coliques hépatiques peuvent se renouveler au bout de quelques jours, de quelques semaines, ou de beaucoup plus longtemps. Une de mes clientes eut dix crises successives à un jour d'intervalle, et régulièrement comme une fièvre intermittente à type tierce; à la suite de la plupart d'entr'elles, on constata dans les selles soit de la gravelle biliaire d'un brun foncé, soit de petits graviers à facettes. Dans quelques cas d'obstruction biliaire presque complète, la bile s'accumule dans les ramifications du foie, il s'y forme des cancrétions qui déterminent de l'inflammation des canaux intra-hépatiques et déterminent des accidents de suppuration très graves, dénoncés par les accès de fièvre de la forme hépatique décrite ci-dessus.

Quand la quantité de bile qui est détournée de son but physiologique, n'est pas trop abondante, la nutrition n'en souffre que médiocrement, mais autrement l'amaigrissement s'accentue de plus en plus.

CHAPITRE IX

§ 1. *Diagnostic différentiel.*

La colique hépatique, peut-elle être confondue avec d'autres accidents pathologiques? autrement dit : peut-on toujours reconnaître une crise de coliques hépatiques?

Le diagnostic n'est pas toujours facile, en raison de diverses circonstances, tenant soit au malade, soit à la forme de la crise.

Les premières sont souvent très embarrassantes; dans tous les cas, il y aura à tenir compte :

1° De l'état général du malade, avant l'apparition des premières crises;

2° De la forme, et de la succession des accidents qui accompagnent la crise.

Ce qui concerne l'état antérieur du malade, a été développé page 45. (De l'état du malade avant l'explosion des crises.)

Quant au second paragraphe, on doit être prévenu, qu'une crise de coliques hépatiques peut être confondue avec :

A. La gastralgie, l'hépatalgie, la colalgie.

B. La colique néphrétique du côté droit.

A. Le médecin appelé près d'un malade en proie à une colique hépatique, pourra hésiter, si les douleurs siègent principalement au creux épigastrique et si l'organe hépatique et la vésicule, n'offrent ni l'un ni l'autre, aucun de ces signes évidents que les auteurs signalent, mais qu'on rencontre si rarement. Les douleurs de la gastralgie se calment assez bien, par la pression exercée avec la main sur le creux de l'estomac, et elles n'offrent presque jamais d'irradiation du côté de l'épaule. C'est vulgairement la *crampe d'estomac.*

De plus, dès qu'on voit apparaître de l'ictère, et qu'on découvre les matières colorantes de la bile dans l'urine, on a les plus grandes raisons de soupçonner une crise de coliques hépatiques. Remarquons cependant que la crise est quelquefois terminée, avant qu'on constate soit de la bile dans les urines, soit de l'ictère, et que par conséquent l'urgence d'un diagnostic précis n'est plus aussi grande, mais servira néanmoins à renseigner sur la nature de la maladie calculeuse ; et il ne faudra jamais manquer de confirmer ce diagnostic, par la recherche des concrétions biliaires dans les selles.

B. La distinction entre les coliques hépatiques et les coliques néphrétiques, offre dans certains cas de très sérieuses difficultés, surtout si la crise néphrétique a lieu du côté droit ; au surplus nous avons vu quelquefois le maximum de la douleur avoir lieu, dans la colique hépatique, du côté gauche. La marche de l'accès finit par éclairer, mais tout au début, rien de plus obscur. Chez l'homme, le testicule du côté où a lieu la colique néphrétique, remonte contre l'anneau, quelquefois l'urine se teint de sang, et la douleur partant d'une région rénale, suit le trajet de l'uretère correspondant, pour aboutir à la vessie. Il n'y a dans ce cas ni ictère, ni bile dans les urines. Le siège de la crise est dans le rein.

Quand on peut constater de la douleur ou une augmentation de volume du rein, on possède un élément de plus pour asseoir un bon diagnostic ; mais fréquemment le rein est indolore, et au milieu d'une crise, on se trouve dans de mauvaises conditions pour limiter graphiquement cet organe.

L'absence d'ictère et d'urine bilieuse, seront donc encore

les deux meilleurs signes à prendre en considération, pour poser une conclusion diagnostique.

§ 2. *Etat du malade entre les crises.*

Il est des malades qui recouvrent rapidement, après chaque crise, la plénitude d'une bonne santé : fonctions digestives, sommeil, fonctions de relation, énergie générale, en un mot, récupération d'une santé parfaite.

D'autres restent valétudinaires d'une crise à l'autre, avec des dérangements d'estomac, de la constipation, des démangeaisons, une sensation de pesanteur dans l'hypochondre droit, ou à l'épigastre, avec des menaces fugaces de crise hépatique. Ils sont obligés de surveiller leur régime, d'éviter la fatigue, et de vivre dans la crainte continuelle de quelque nouvelle douleur.

Il en est d'autres enfin, dont la santé a subi un tel ébranlement, qu'elle ne revient jamais à un état satisfaisant.

Plusieurs causes peuvent contribuer, à un dérangement permanent de la santé, ainsi qu'il sera dit, au paragraphe suivant.

§ 3. *Troubles divers occasionnés par les calculs biliaires.*

Une simple énumération des troubles et accidents, que peuvent occasionner les calculs biliaires, suffira à notre sujet.

Ils peuvent être rangés sous deux chefs :

1° Les troubles fonctionnels ;
2° Les troubles anatomiques.

1° En dehors des accidents aigus de la crise, les troubles fonctionnels se rapportent, à l'acte de la digestion, à la nutrition générale, à la circulation, au système nerveux, aux voies urinaires, à la peau. C'est ainsi qu'on les a accusés de produire, l'obésité et l'amaigrissement, qui sont deux modes de perversion de la nutrition générale; ajoutons-y la diminution de l'appétit, le dégoût pour les graisses, une mauvaise bouche, le développement des gaz dans l'estomac et l'intestin, l'état habituel de constipation — quelquefois des alternatives de diarrhée quand il y a du catarrhe des voies biliaires; des hémorrhoïdes.

Une teinte plus ou moins jaunâtre de la peau, des démangeaisons, souvent très rebelles, de l'insomnie, et *la migraine*. Ce dernier symptôme, que nous avons rencontré nombre de fois dans notre pratique, est un de ceux que le traitement de Vittel, ainsi que nous le dirons, influence le plus favorablement.

Tout le monde connaît l'irritabilité du caractère des hépatiques, et leur tendance aux idées noires, à l'hypochondrie, à la mélancolie; se faire *de la bile*, est une expression populaire qui ne manque pas de vérité.

Les urines, outre leur coloration foncée, due comme nous l'avons remarqué à la présence de pigments biliaires, laissent aussi souvent déposer des sables rouges, de nature urique, résidus incomplètement oxydés, dus aux troubles permanents de l'assimilation.

2° Les troubles anatomiques, laissés en permanence par les produits lithiques du foie, sont l'augmentation de volume de l'organe, son atrophie ou diminution, la rétention des calculs dans les canaux biliaires et la vésicule, ainsi que l'augmentation progressive de leur volume, les abcès du foie, l'inflammation et la perforation de la vésicule, les fistules qui font communiquer cet organe, soit avec l'extérieur, soit avec d'autres organes, le cancer des voies biliaires, la cyrrhose atrophique ou hypertrophique.

Dans l'intestin même, alors que la colique hépatique est terminée, et que le malade peut se croire, provisoirement du moins en sécurité, il peut encore survenir de graves accidents.

Le calcul peut s'enclaver dans l'intestin grêle, et y occasionner des symptômes d'iléus; s'arrêter dans l'appendice vermiforme, et y devenir le point de départ d'une typhlite dangereuse.

CHAPITRE X

PRONOSTIC

« Le pronostic ressort naturellement de la marche de » la maladie. Si, malgré de graves symptômes, la majo- » rité des cas se termine heureusement, on n'oubliera » pas néanmoins qu'on est toujours sous l'imminence de » dangers cachés, et que des cas, en apparences simples, » peuvent tout à coup devenir mortels. Il faut aussi » s'attendre toujours à des récidives, car il est rare que » tous les calculs soient évacués en une fois. D'autre » part, l'expérience a montré que des cas très anciens et » très graves de cette maladie pouvaient finir par guérir. » On ne devra donc pas prématurément abandonner » tout espoir de succès. Wan-Swieten, Portal et beau- » coup d'autres auteurs, rapportent des observations de » cette espèce. » (Frerichs.)

« La colique hépatique, de même aussi la lithiase bi- » liaire, quand elles proviennent d'un épaississement de » la bile, arrivé même à l'état de calculs, se guérit bien » plus facilement que celle qui provient de la stagnation

» de la bile, produite par des maladies organiques du » foie, ou des organes voisins. Il en est de même de la » colique hépatique, produite par des affections morales. » Des femmes enceintes ont été guéries de coliques hé- » patiques par l'accouchement. En général, les coliques » hépatiques sont d'autant plus faciles à guérir, que l'on » peut plus facilement en détruire la cause. » (Portal.)

CHAPITRE XI

CO-EXISTENCE DE LA LITHIASE BILIAIRE AVEC D'AUTRES MALADIES

Dans une synthèse sous le titre de : *Ralentissement de la nutrition*, M. le Professeur Bouchard considère le rhumatisme, la goutte, l'asthme, la gravelle rénale, la lithiase biliaire, l'obésité, le diabète, comme des maladies d'une même famille, ayant une même cause générale, procédant d'une diminution du mouvement nutritif et des métamorphoses de la matière, dont le siège est dans le foie. Dans un tableau où ces maladies diverses figurent, il cherche à établir leur degré de parenté, surtout par voie d'hérédité. Il y a du vrai dans la conception étiologique commune de ces diverses maladies. Nous-même, nous avons maintes fois trouvé chez le même malade les lithiases biliaires et rénales réunies, avec ou sans la goutte et le rhumatisme, souvent avec la migraine ; nous l'avons constatée avec l'obésité ; nous l'avons vue également avec le diabète ou le précéder.

L'association la plus fréquente est celle des lithiases hépatique et rénale, signalée depuis fort longtemps, cette co-existence des deux maladies lithiasiques chez le même individu, a été exagérée par les uns, tandis que d'autres l'ont regardée comme de peu d'importance.

MM. Durand-Fardel, et Frerichs considèrent ces cas comme beaucoup moins nombreux qu'on ne le pense ; MM. Sénac et Willemin écrivent que les trois quarts des individus, atteints de calculs biliaires, sont en même temps atteints de lithiase urique. Au point de vue des calculs urinaires, il y en a incontestablement peu. Mais si l'on fait entrer en ligne de compte, tous les individus, qui pour la moindre cause voient leurs urines déposer des sables rouges, on arrive en effet à un nombre très considérable, qui trouve son explication dans la remarque suivante : les dérangements de l'estomac sont tellement fréquents dans la lithiase biliaire, que très peu d'individus atteints de coliques hépatiques, échappent à ce symptôme ; or, les dérangements gastriques sont de toutes les causes, celle qui provoque le plus fréquemment la production et les dépôts d'acide urique ; il n'est donc pas étonnant que la lithiase biliaire, par le fait des dérangements gastriques, s'accompagne si souvent de sables uriques.

Une alimentation trop succulente, ne peut pas trop être mise en cause dans la production de la lithiase biliaire; mais nous trouvons ici une cause qui lui est commune avec la lithiase urinaire : c'est le défaut d'exercice corporel, et en somme tout ce qui tend à ralentir le cours de la bile dans ses canaux.

Chez les femmes, on rencontre moins souvent des sables uriques que de la lithiase biliaire, parce qu'elles réunissent à un haut degré toutes les causes capables de provoquer la stagnation de la bile dans les canaux du foie, et la formation des calculs hépatiques, mais on rencontre plus souvent la *migraine*.

Quant à la goutte franche, la remarque peut être

applicable aux hommes, mais elle l'est beaucoup moins aux femmes, car, chez elles, la goutte revêt une forme particulière, qui la différentie profondément de la *goutte masculine*.

Portal fait très judicieusement remarquer, qu'il n'avait pas échappé aux anciens, que la goutte pouvait affecter d'une manière plus ou moins grave, les organes internes.

« Le foie est peut-être de tous les viscères, celui qui » est le plus fréquemment atteint par la goutte et le » rhumatisme. » (Portal.)

Il cite de nombreuses observations de ces faits divers, avec autopsie, où l'on trouva dans la vésicule des calculs biliaires.

L'observation du Président d'Ormesson, est un bel exemple de coïncidence des calculs biliaires, avec la goutte, la gravelle, les hémorrhoïdes. (Portal, 171.)

CHAPITRE XII

TRAITEMENT

« Le traitement de la colique hépatique pendant les » accès, doit être bien distingué de celui qu'il faut prescrire pendant les intervalles, ou dans les temps de » calme. » (Portal.)

Cette distinction sage et éminemment pratique étant posée, nous distinguerons le traitement en :

1° Traitement des coliques hépatiques.
2° Traitement de la lithiase biliaire.

§ 1. *Traitement des coliques hépatiques.*

Le premier soin du médecin, appelé près d'un malade qui présente les signes qui annoncent qu'on va avoir affaire, ou qu'on a affaire à une colique hépatique, est de faire mettre le patient à son aise en délaçant, et déboutonnant tous les vêtements qui compriment le ventre et la ceinture, puis de le faire coucher, s'il ne l'est déjà.

La crise de coliques hépatiques, étant un effort de la nature pour chasser les corps étrangers qui embarrassent les voies biliaires, il faudra se rappeler, qu'entraver cette expulsion ou employer des moyens propres à la suspendre, c'est aller complètement contre le but de la nature, et s'opposer au seul mode de guérison que l'on possède.

« En général, il faut, dans le traitement des coliques » hépatiques se bien persuader, qu'elles ne finiront que » quand la bile et les calculs biliaires auront coulé dans » l'intestin. » (Portal.)

La douleur étant l'élément le plus pénible, et quelquefois le seul élément dangereux de la crise, on doit tenter tous les moyens pour l'amoindrir, et la supprimer, si c'est possible.

Ceux employés en pareil cas sont : externes ou internes.

A. Les moyens *externes* comprennent tous les topiques liquides, ou demi-liquides, permanents ou non, qui sont vulgairement employés pour combattre la douleur.

On appliquera sur l'endroit douloureux, des linges chauds, de la flanelle, des briques, du son chauffé. Tous ces objets devront être à une haute température, et souvent renouvelés, afin que le siège du mal soit toujours en contact avec une forte chaleur.

Un sinapisme apaise quelquefois la douleur. Si l'on

emploie le sinapisme Rigollot, il faut en surveiller l'effet, qui est très prompt, et très énergique. Quelques femmes nerveuses ne peuvent le supporter, en raison de la cuisson qu'il provoque ; on ne le laissera pas plus de cinq minutes en place, avant de s'assurer de son effet, et quand la peau sera rouge, on le changera de place.

Un tampon de ouate imbibé de chloroforme, et promené sur le creux de l'estomac, ou la région du foie, peut aussi rendre des services ; mais il ne faut le laisser en place que quelques secondes.

Un cataplasme arrosé de laudanum, appliqué très chaud et maintenu fixe par une couche de ouate, une toile imperméable, et un bandage de corps, ne sera pas sans utilité. On emploiera aussi avec avantage le mélange suivant :

Huile d'olives	40 gr.
Laudanum de Sydenham.	40 gouttes.
Chloroforme	15 gr.

Mélangez par l'agitation, et tenez le flacon toujours bouché.

Après avoir secoué le flacon, versez du liquide abondamment dans votre main, découvrez largement la région douloureuse, commencez les frictions lentement et légèrement, en les exerçant toujours de l'extérieur du corps vers l'épigastre ; augmentez progressivement l'énergie de la main, en ayant soin de ne jamais la laisser à sec ; ayez la patience de prolonger ce moyen un quart d'heure, une demi-heure même, appliquez ensuite un cataplasme très chaud.

Il m'est arrivé assez fréquemment de voir le malade s'assoupir sous l'influence d'une friction faite méthodiquement, et suffisamment longue. Bricheteau faisait appliquer sur le creux de l'estomac et la région du dos correspondante, des vessies remplies de glace.

Grands bains. — Portal employait volontiers les grands bains. « On doit mettre le malade plus ou moins de » temps dans un bain d'eau tiède; j'y en ai maintenu » quelques heures; d'aucuns s'y sont endormis, et on a » respecté leur sommeil; on avait soin de maintenir la » tépidité de l'eau, en ajoutant quelque peu d'eau chaude, » de temps en temps. » (Portal, *Maladies du foie.)*

Quoique l'agitation du malade rende difficile l'emploi des bains, on pourra néanmoins en essayer de la manière suivante. L'eau sera primitivement à une température de 32° centigrades, et lorsque le patient sera dans le bain, on en élèvera peu à peu la température jusqu'à 35, 36°. Il faudra s'en abstenir si on remarque de la tendance à la congestion de la tête, soit constitutionnelle, soit accidentelle.

On peut avoir recours également aux lavements laudanisés, qui seront précédés d'un grand lavement pour nettoyer l'intestin, et administrés sous un petit volume, comme tous les lavements destinés à être conservés.

On a également recommandé l'usage des suppositoires opiacés, ou belladonés, d'après la formule suivante :

Extrait de belladone	0g01
Extrait thébaïque	0g02
Beurre de cacao	5g00

Pour un suppositoire.

Les deux premiers seront employés à un intervalle d'une demi-heure, et les suivants à l'intervalle d'une heure, jusqu'à concurrence de quatre à cinq. Saunders et Craigie recommandaient les lavements de décoction de tabac.

L'on a également préconisé la chloroformisation.

Moyens internes. — La persistance des vomissements rend quelquefois très difficile l'emploi de médicaments par la voie de l'estomac. Pour les calmer, on fera avaler au malade, de petits morceaux de glace, quelques gorgées de limonade gazeuse, du champagne frappé, la potion de Rivière, de l'eau de seltz, de l'eau de Saint-Galmier.

Les vomissements étant calmés, ou ne s'étant pas produits, on aura recours aux médicaments calmants :

L'opium, la belladone, l'éther, ont été de tout temps employés dans les cas où l'on avait à combattre l'élément douleur. Mais on est quelquefois obligé d'y renoncer en raison des vomissements qu'ils provoquent ; et c'est alors qu'il est plus avantageux de les administrer par la méthode intestinale. Portal fait remarquer que ces médicaments agissent d'autant mieux que la fièvre est moins prononcée.

Et c'est dans de semblables occurrences qu'est particulièrement indiqué l'emploi de la morphine, par la voie hypodermique, ainsi que nous le dirons plus tard.

Pour combattre les manifestations pyrétiques, on a eu tout naturellement recours à l'antipériodique par excellence, le sulfate de quinine ; il a échoué généralement entre mes mains comme entre les mains de bien d'autres; et c'est alors qu'en présence d'insuccès multipliés, j'ai eu recours au quinium, qui chez un malade, après m'avoir réussi à deux reprises, a été ensuite absolument inefficace.

C'est encore en pleine crise que l'on a conseillé l'emploi de l'huile d'olives à haute dose, un verre de 200 gr. d'un seul coup. Chauffard en donnait 400 gr. Cette médication, quand elle est bien supportée, paraît très efficace. J'avoue que je n'en ai pas l'expérience personnellement. D'après M. le Dr Villemin *(Gazette des Hôpitaux* 1891, no 112), ce médicament arrête presque instantanément les douleurs hépatiques aiguës, et diminue considérablement la période pendant laquelle les malades présentent les douleurs sourdes, l'abattement, le malaise, et même l'ictère si fréquents à la suite d'une forte crise.

Lorsqu'une crise paraît imminente, l'usage de l'huile à doses fractionnées, (50 gr. à la fois), mais répétées pendant plusieurs jours, arrivera souvent à la prévenir. (Dr Villemin).

Afin d'obtenir la tolérance du médicament, les médecins américains l'administrent suivant la formule du Dr Rasenberg, qui est la suivante :

150 gr. d'huile additionnés de 15 gr. de cognac, de deux jaunes d'œuf, et de 25 centigrammes de menthol pour 100.

D'après le Dr Millard, M. le Dr Feillé d'Angers, donne 125 gr. d'huile, cinq à six heures après un léger repas, et le lendemain fait prendre au malade 40 gr. d'huile de ricin. Plus simplement, administrez un verre de 200 gr. d'huile ; avant et après l'huile, une gorgée de cognac ou de liqueur forte avec laquelle on se gargarise ou qu'on avale. Ce moyen suffit pour procurer de la purgation. L'huile d'olives est également employée comme moyen lent de traitement de la lithiase biliaire, mais alors à dose modérée, 50 à 60 grammes par jour.

Enfin, tous les praticiens ont entre les mains le moyen efficace par excellence, l'emploi des *injections sous-cutanées* de sels de morphine. Je ne parle pas, bien entendu, de l'abus que l'on a fait, et que l'on fait encore de ce médicament, mais seulement de son emploi prudent et raisonné, dans les cas où la douleur est excessive. Si le malade vous est inconnu, si vous n'avez par conséquent aucune donnée sur ses idiosyncrasies pour tel ou tel médicament, il ne faut injecter qu'une quantité minime de chlorhydrate de morphine la première fois, moins d'un centigramme par exemple ; quitte à faire une seconde injection moindre, si c'est nécessaire. Je note pour chaque individu, la dose que j'ai été obligé d'employer pour arriver à la sédation, et je prends la précaution de remettre au patient une note contenant mes observations au sujet de la morphine, en relatant la dose maximum employée, avec recommandation de la communiquer à son médecin si celui-ci n'a pas encore eu l'occasion d'employer la morphine, sur le malade qui fait le sujet de la note.

Si le malade en proie à une crise hépatique a de la tendance à la syncope, au refroidissement, on se gardera d'employer la morphine, il faudra au contraire employer les moyens propres à ranimer la circulation, et la calorification, faire des frictions sèches et chaudes sur la poitrine, sur les membres, accumuler le calorique autour de lui, on lui fera avaler quelques cuillerées de vin chaud, de café avec du rhum, on injectera sous la peau, de l'éther, de la caféine, une solution aqueuse de sel marin, en un mot, on fera tous ses efforts pour le ranimer.

L'alimentation doit être suspendue pendant la crise, sauf dans le cas de longue durée ; et s'il n'y a pas de vomissements, prescrire du bouillon froid, du lait.

Enfin quand la crise est calmée, que le calcul soit retombé dans la vésicule ou descendu dans l'intestin, le malade sera laissé en repos ; le lendemain, une petite purgation sera très utile, et c'est dans les selles qui en résulteront qu'on aura soin de rechercher les calculs.

Ce purgatif débarrasse l'intestin, nettoie la langue et hâte le retour de l'appétit, partant celui des forces.

Quelques praticiens semblent ajouter de l'importance à la nature du purgatif ; je donne de préférence le calomel, la magnésie ou mieux, l'eau de Janôs.

Lorsqu'ensuite le calme est revenu, c'est le moment d'aviser à traiter la maladie calculeuse du foie.

§ 2. *Traitement de la lithiase biliaire.*

Depuis que l'usage des eaux minérales s'est considérablement répandu, et que ce traitement a été mis à la portée de tous les malades, on néglige les moyens mis, avec tant de succès, en usage par les anciens ; on a mis de côté les traitements même les mieux éprouvés. Ils ont cependant été formulés avec beaucoup de soin ; les médecins de la fin du siècle dernier, et du commencement de celui-ci, nous ont laissé des modèles d'entente parfaite de traitements de longue durée. On peut les lire et les méditer non seulement dans leurs traités didactiques, mais encore dans ces consultations détaillées, qui sont devenues classiques, quoique peu lues.

Grisolle leur consacre deux lignes seulement.

« C'est en pareil cas que les anciens praticiens vantaient » beaucoup le jus d'herbes fraîches, spécialement les sucs » des chicorées, de fumeterre, etc..... »

Ils méritent bien certainement une plus sérieuse attention, sans prévaloir cependant sur le traitement hydrominéral, tant sur place qu'à domicile. Le premier soin du médecin doit être de s'enquérir des causes de la maladie, afin de les éloigner tout d'abord, si c'est possible. Une fois les éléments producteurs découverts, rechercher les nuances propres à chaque individu, à son tempérament, à son état social, à ses habitudes, à son hygiène physique et morale, à sa santé habituelle.

Mais comme de premiers calculs, doivent en faire supposer d'autres, et soupçonner des embarras dans les canaux biliaires, il faut travailler à l'expulsion des calculs restants, puis diriger le traitement de manière à empêcher le foie d'en produire d'autres. Ce n'est pas que la guérison de la lithiase biliaire doive nécessairement s'acheter au prix de coliques hépatiques plus ou moins douloureuses, nos observations prouvent qu'il n'est pas rare de voir les choses se passer autrement.

De tout temps, on a cherché des moyens pour provoquer la *dissolution*, la fonte sur place ou tout au moins la diminution de volume des calculs. On est arrivé aujourd'hui, à avouer l'inanité de semblables tentatives, même à propos du remède de Durande.

Ce remède consiste dans un mélange d'éther, à la dose de trois parties, et d'essence de térébenthine, deux parties. Durande dit avoir guéri vingt cas de calculs biliaires, mais ses succès ne se sont pas confirmés entre les mains d'autres praticiens. Ce remède est mal toléré par l'estomac, ce qui a nécessité la suppression de la térébenthine, et son remplacement par l'huile de ricin.

Dans le but de modifier les conditions de circulation du foie et de la bile, de manière à obtenir l'expulsion des calculs, et la cessation de leur production, les anciens praticiens formulaient de la sorte le traitement :

« Quand les douleurs sont apaisées, qu'il n'y a aucune » disposition à l'inflammation, on peut prescrire de doux » vomitifs, et même les réitérer à quelques jours de » distance. Ensuite on combine l'usage des relâchants, » adoucissants et anodins avec les remèdes réputés fon- » dants ou apéritifs, comme la gomme ammoniaque, les » extraits de chiendent et de pissenlit avec les amers, la » patience, le houblon, le lierre terrestre, l'énula cam- » pana, avec adjonction d'aloës. C'est dans les moments » de plus grand calme, qu'on prescrira l'esprit de téré- » benthine avec l'éther ou l'alcool, ou un mélange d'éther » et de térébenthine dans du lait pendant plusieurs jours » de suite.

» On a conseillé avec succès la bile des animaux et les » *eaux minérales*.

» On emploiera également des purgatifs et des bains » domestiques.

» Les congestions actives du foie seront combattues » par les émissions sanguines locales, et l'on aura recours » aux sangsues s'il y a des engorgements soupçonnés, » dans les rameaux de la veine-porte.

» Les mercuriaux, les antiscorbutiques, les amers, les » sucs des plantes chicoracées, antiscorbutiques, les pré- » parations ferrugineuses seront employées dans les cas » d'engorgements muqueux, et non bilieux.

» On recommandera l'équitation, tant comme distrac- » tion que comme procurant un mouvement utile.

» Le régime doit entrer pour une large part dans le » traitement.

» Viandes bouillies ou rôties. Point de ragoûts, pas de » graisses.

» Végétaux, racines et herbages cuits.

» Fruits bien mûrs et bien choisis.

» Boisson habituelle amère de houblon, marrube blanc, » du bon vin, un peu de café (si le malade n'est pas » maigre, et s'il n'éprouve pas des insomnies).

» Proscription des laitages. — Ce n'est que dans le » cas de quelque acrimonie herpétique, psorique et dans » un extrême dépérissement qu'ils devraient être con- » seillés. » (Portal, *Maladie du foie*.)

Ce traitement est sévèrement jugé par Frerichs, qui ajoute cependant un correctif au blâme qu'il lui inflige.

» Les jus d'herbes fatiguent facilement l'estomac, et ne » peuvent être employés que lorsque cet organe n'est pas » malade. Ces moyens, si fort en honneur parmi les » anciens médecins, de même que l'administration des » gommes résines, comme l'asa-fœtida, la gomme am-

» moniaque, ne produisent pas généralement un grand » effet ; ils ne pourraient réussir qu'à l'état frais et en » grandes quantités. » (Frerichs, *Traité des Maladies du foie*).

Cette thérapeutique, que des médecins renommés ont mise en usage, prouve que de tout temps ils ont été préoccupés de la possibilité de dissoudre sur place, les calculs tant biliaires qu'urinaires. Morgagni, dans les règles qu'il a formulées pour le traitement de la lithiase biliaire, poursuit aussi la chimère de la dissolution des calculs. « Pour arriver à ce but, dit-il, ni purgatifs, ni » vomitifs, mais des sucs d'herbes. » Ils ne manquaient pas, du reste, de compléter ces moyens par le régime, dans lequel l'exercice tenait une large place.

On est arrivé aujourd'hui à avouer l'inefficacité de semblables tentatives. A ce propos, nous nous en rapporterons aux judicieux conseils que Trousseau formule dans sa *Clinique*.

« Un individu a des calculs biliaires, pouvons-nous » l'empêcher d'avoir des coliques hépatiques ?

» Lorsque celles-ci se sont déclarées, pouvons-nous » espérer les arrêter en agissant sur les concretions qui » les occasionnent, de façon à les désagréger, à les ré- » duire en fragments assez ténus pour qu'ils puissent tra- » verser les canaux du foie, sans provoquer d'accidents ?

» Si je parle d'après mon expérience personnelle, je » répondrai à cette question par la négative. Néanmoins, » Barth pense avoir obtenu des résultats satisfaisants. » D'autres, par l'emploi des alcalins, pensent avoir eu » des succès, non pas en obtenant la dissolution, ou la » désagrégation des calculs, mais en agissant sur la » composition de la bile, et empêchant la précipitation » de la cholestérine. » C'est la théorie de l'action des eaux alcalines.

L'avenir prononcera sur la valeur de l'usage de *l'huile* à haute dose, car son emploi est nouveau en thérapeutique hépatique.

La cure de raisins ou ampélothérapie, plus utilisée à l'étranger qu'en France, n'est nullement à dédaigner. Le fruit de la vigne, employé à l'état frais à une dose plus ou moins considérable, est laxatif. C'est en Bohême et en Suisse, au fond du lac de Genève, à Montreux, Clarens, Vevey que se rendent les malades qui vont demander la santé à une cure de raisin.

Elle consiste à faire par jour plusieurs repas composés exclusivement de raisins. La quantité varie depuis une livre jusqu'à 4 à 5 livres. Je la considère comme un adjuvant précieux de la cure d'eau minérale, je ne la fais pas prolonger plus d'une quinzaine de jours, lorsque je la prescris, et j'en fixe le maximum, à la production d'un ou plusieurs effets laxatifs suivant l'urgence; je ne fais manger du raisin que le matin à jeun, le premier petit déjeuner peut suivre à trois quarts d'heure de distance, en moyenne. Quoique les pépins et l'enveloppe contiennent une notable quantité de tannin, je ne les fais pas rejeter; comme ils sont à peu près indigestes, ils jouent dans l'intestin le rôle de corps étranger, et facilitent les garde-robes. Quelques auteurs prétendent que cette cure provoque l'embonpoint.

Eaux minérales. — Il nous reste à apprécier la valeur des eaux minérales dans le traitement de la lithiase biliaire, et déterminer dans quels cas, telles eaux doivent être préférées à telles autres, c'est-à-dire, bien poser les indications relatives à chacune d'elles.

Des eaux minérales de compositions très diverses ont été employées dans les affections hépatiques calculeuses, et toutes comptent des succès. Peut-on en conclure que toutes sont salutaires au même degré, et qu'on peut les prescrire indifféremment? Une pareille manière d'agir ne serait plus qu'une banale thérapeutique.

Nous ne devons retenir, pour le traitement de la maladie en question, que celles qui ont été utiles dans le plus grand nombre de cas, et qui sont passibles du plus petit nombre de contr'indications. Elles sont toutes alcalines plus ou moins, et parmi les plus renommées, d'aucunes sont purgatives.

Ems, Marienbad, Eger, Carlsbad, Vals, Vichy, tels sont les noms que la pratique médicale inscrit, presque sans réflexion, à la suite des maladies du foie, et de la lithiase biliaire.

Selon Frerichs, toute eau minérale applicable au traitement de la lithiase biliaire, doit avoir pour *qualité principale, d'agir sur les fonctions intestinales*. Selon Morgagni et Trousseau, l'administration de l'eau doit avoir lieu sous un assez grand volume, c'est aussi l'opinion de Frerichs ; ces deux indications sont tellement capitales, que lorsqu'on devra les remplir, il faudra mettre de côté toute médication, ou toute eau minérale, qui n'y satisferait pas, pour employer de préférence celle qui s'attaquera avec succès à la constipation. Or, la paresse intestinale, *la constipation*, en un mot, est le symptôme le plus fréquent de la lithiase biliaire, on dirait qu'il fait partie intégrante de cette affection.

Vichy revendique en France, et non sans raison, une grande place dans le traitement des affections calculeuses du foie; mais Vichy ne convient ni à tous les cas, ni à tous les malades, ainsi que nous venons de le voir, parce que Vichy n'agit pas favorablement sur la constipation.

La question du choix d'une eau minérale dans chaque cas particulier est trop importante, pour n'être pas ici étudiée avec soin.

S'agit-il de cas communs, où l'on ne peut découvrir d'état particulièrement inquiétant dans les organes ou les fonctions, beaucoup d'eaux minérales peuvent être choisies, et Vittel ne le cède à aucune autre.

A-t-on affaire à quelque diathèse de nature rhumatismale ou lymphatique, on fera choix des eaux salées purgatives, comme Hombourg, Kissingen, Salins-Moutiers, etc.; si les dérangements d'estomac prédominent avec acescence des liquides gastriques, on préférera Vichy, Vals, Carlsbad, Miers, etc.; si les fonctions de l'intestin sont paresseuses, s'il y a une constipation habituelle, si la bile est épaisse, compacte, ou a de la tendance à le devenir, on prescrira exclusivement Vittel (*). Dès 1872, je posais les indications de ce choix raisonné; depuis lors, de nombreux cas n'ont fait que confirmer ma manière de voir. En 1878, à la Société d'Hydrologie, à la suite d'une note de M. le Dr Durand-Fardel, une discussion s'engagea, dans laquelle mon confrère, M. le Dr Bouloumié, exposa à nouveau les titres sérieux de la station de Vittel au traitement de la lithiase biliaire, démontra que dans les cas les plus graves, l'emploi de l'eau salée ne le cédait en rien aux eaux les plus renommées, et confirma nettement les indications de son emploi.

Sans refuser à des eaux minérales, autres que celles de Vichy, la propriété de convenir à des cas simples, vulgaires, sans complications, l'éminent Médecin de Hauterive prétendait que ce qui peut s'appliquer aux cas simples, ne doit pas s'appliquer aux cas compliqués, autrement dit : aux cas graves (**).

Cette discussion résume la question sous toutes ses

(*) Dr Bouloumié. — *Médecine nouvelle.*

(**) Discussion sur les coliques hépatiques et leur traitement. Clinique de Vittel. Observations de MM. les Docteurs Bouloumié et Patézon. Extrait des *Annales de la Société d'Hydrologie.* Chez Delahaye et Cie, libraires. 1878. Paris.

faces ; nous allons exposer les principaux arguments invoqués par M. le Dr Bouloumié :

« Par leur nombre, dit-il, leur variété et leur nature,
» les cas nombreux (277) que je viens de rapporter ou
» de rappeler, me paraissent fournir une réponse suffi-
» sante à l'opinion exprimée par M. Durand-Fardel, à
» savoir que l'observation peut seule, en présence d'une
» eau à minéralisation faible, établir des droits au trai-
» tement des maladies du foie en général, et des calculs
» biliaires en particulier. Ils fournissent, en outre, au
» sujet de l'action des eaux de Vittel, dans le traitement
» des coliques hépatiques, les éléments d'explication
» réclamés par M. Durand-Fardel (*). Une pareille masse
» de documents, dit M. Bouloumié, permet donc de dé-
» montrer amplement : 1° que ce n'est pas seulement
» aux cas simples, mais aussi aux cas compliqués (c'est-
» à-dire aux cas graves), que peut s'adresser la médica-
» tion par les eaux de cette station ; 2° que pour ce qui
» concerne Vittel, le fait est jugé par de nombreux
» exemples. »

Les effets de l'eau salée sont à peu près constants. A des doses qui varient suivant chaque individu, ces eaux, qui appartiennent à la famille des sulfatées calcaires et magnésiennes, portent leur action sur toutes les fonctions de l'économie.

D'abord, il est très peu d'estomacs qui soient réfractaires à leur digestion, même ceux auxquels l'eau froide est antipathique.

(*) A l'époque de cette discussion (1878), les cinq observations de gros calculs biliaires nos IX, X, XI, XII et XIII, dont deux appartiennent à M. Bouloumié, n'avaient pas encore été recueillies. Elles auraient offert à mon confrère, un appoint convaincant pour son argumentation. De plus, des faits moins graves, mais non sans intérêt, sont venus grossir ma statistique personnelle de plus de 650 numéros, et d'autant celle de M. Bouloumié.

Les premiers symptômes de l'effet salutaire de l'eau, se manifestent du côté de l'estomac, par le développement de l'appétit, et l'on peut à coup sûr augurer d'un effet définitif favorable, lorsque l'estomac et la digestion se modifient. La première semaine ne se passe pas sans qu'on s'aperçoive que l'état des intestins commence à être influencé par l'eau. Ce temps coïncide ordinairement avec la dose maximum qui sera rarement dépassée pendant la cure.

Les bains sont un adjuvant dans le traitement, mais la médication sérieuse se fait par l'eau en boisson.

L'effet purgatif doit être recherché ; c'est une condition imposée par Frerichs ; mais aussi, il doit être dirigé et contenu, lorsqu'il dépasse certaines limites.

Les matières expulsées sont ordinairement bilieuses, mais de nuances plus ou moins foncées, depuis celle de la bile stagnante qui est brune ou noire, jusqu'au jaune clair, qui appartient à la bile fraîchement sortie du foie. La consistance est en raison inverse de la fluidité du liquide excrété.

C'est ainsi que des constipés, rendent parfois des concrétions presqu'aussi dures, aussi compactes que des graviers, sans qu'il y ait eu de coliques hépatiques.

Cette fluidification et cette augmentation de quantité de la bile, sont on ne peut plus favorables au dégorgement des canaux biliaires, et de la vésicule.

En même temps que l'eau provoque l'expulsion des produits déjà formés, elle modifie les sécrétions catarrhales des conduits biliaires, et fait disparaître l'irritation qui l'entretient. C'est cette irritation qui hâte la formation des calculs, par précipitation de la cholestérine et des pigments biliaires.

En raison des sels de soude et de potasse que l'eau renferme, elle agit d'autre part sur les reins, ces organes précieux et énergiques de dépuration, sur la peau à laquelle elle rend son activité, sur la circulation générale qu'elle stimule, mais surtout sur la circulation abdominale, sur la composition même de la bile dont elle augmente la quantité et la fluidité.

Cette sollicitation des fonctions hépatiques, a quelquefois pour résultat, l'éclosion de coliques biliaires, d'expulsion de boue biliaire, de gravelle, de calculs.

Après la cure, il peut survenir des crises d'expulsion. C'est encore le travail provoqué par l'eau pendant la cure qui continue ; preuve que l'efficacité du traitement, survit aux vingt-et-un jours qu'on y consacre habituellement.

L'état général s'améliore en même temps que l'état local.

Par son aptitude à provoquer le rejet rapide de tous les matériaux brûlés, et désormais nuisibles, l'eau enlève aux téguments la coloration jaune de l'ictère, dont les éléments sont emportés, molécule à molécule, et rejetés tant par les matières intestinales que par les urines.

Leur mode d'administration, c'est-à-dire la quantité absorbée n'est pas étrangère à leur efficacité. M. le Professeur Bouchardat préconisait les grandes dilutions, Morgani, Trousseau, Frerichs sont du même avis.

Au rapport de Bordeu, Fizes guérit au moyen de très abondantes boissons un malade atteint de calculs biliaires. Bordeu lui-même déclare « avoir travaillé heureusement » pour de pareilles affections, et de la même manière.

Poursuivant son argumentation, M. le Dr Bouloumié (*) se demande « ce que peuvent avoir de vrai, certaines » assertions, certaines croyances même, qui attribuent » aux eaux de Vichy une action chimique sur les calculs. »

Empruntant ses documents, à un travail spécial de

(*) *Loco citato.*

M. le Professeur Ritter, de Nancy, intitulé : *Etude chimique sur l'influence que les eaux alcalines peuvent exercer sur les calculs biliaires*, il arrive à démontrer que sur une série de six mille calculs, il se produit sur ceux à écorce formée de matière colorante, une action chimique très lente, qui entraîne leur fragmentation. Mais lorsque les calculs sont composés de cholestérine, les alcalis n'ont sur eux aucune action dissolvante. Donc, les eaux de Vichy ne sont ni fondantes, ni délayantes, c'est du reste l'opinion formellement exprimée par le Docteur Sénac, dans son traité : *Des coliques hépatiques.*

« Prétendre que l'eau de Vichy, dit-il, agit comme
» fondant et comme délayant, ce n'est point donner une
» explication de son action. Admettra-t-on que l'alcali-
» nisation des liquides de l'économie empêche la pré-
» tendue acidité de la bile, prétendue cause de la for-
» mation des calculs biliaires ; admettra-t-on encore que
» l'eau de Vichy dissout et désagrège les calculs hépa-
» tiques. Tout cela n'explique rien. »

Expliquera-t-on mieux ce mécanisme, en faisant intervenir les sels de soude et de chaux comme augmentant la quantité des taurocholates, lesquels s'opposent à la précipitation de la cholestérine. On ne sera guère plus avancé, et on n'en restera pas moins convaincu que Vichy, pas plus que Vittel du reste, ne sont des dissolvants des calculs.

Rendre la bile plus fluide, plus correcte dans sa composition, dit M. Durand-Fardel, c'est le rôle de Vichy.

D'après tous les physiologistes, la bile ne devient plus fluide, que par l'introduction dans le sang d'une quantité d'eau assez considérable; la polycholie est proportionnelle à la pression intravasculaire ; l'augmentation de la quantité de la bile sécrétée par le foie, par conséquent sa fluidité ne pourra être obtenue qu'en raison de la quantité d'eau ingérée dans l'estomac.

« Les causes qui provoquent l'épaississement de la » bile sont : 1° le manque d'eau ; 2° la rétention de la » bile dans la vésicule ; 3° le mélange de la bile avec la » sécrétion muqueuse de la vésicule ; 4° la précipitation » de la matière colorante sous forme pâteuse, de la » cholestérine sous forme cristalline (*). » Ce qui se passe dans le foie, est l'analogue de ce qui se passe dans le rein ; l'eau de Vittel augmente la quantité de bile comme elle augmente la quantité d'urine, elle dilue le liquide excrémentitiel dans un cas comme dans l'autre ; elle entraîne des deux côtés les déchets organiques qui doivent être expulsés ; elle pourvoit au desiderata que réclame une bile incorrecte ; elle agit par son ensemble, par les sels médicamenteux qu'elle contient, par son mode d'administration ; mais pas plus qu'une autre, elle ne dissout les calculs biliaires ou urinaires. Depuis un certain nombre d'années, l'eau de Vichy est administrée à petites doses, celle de Vittel comporte sans danger des doses plus élevées, c'est même là son mode d'administration. Cette différence dans les doses enlève un point essentiel de comparaison entre les effets thérapeutiques de ces deux eaux.

Mais la pratique médicale a des raisons pour en agir ainsi, et c'est l'expérience qui a fixé le maximum de la dose qu'on peut atteindre d'après les indications qu'on se propose de remplir, et d'après les conditions personnelles de chaque malade en particulier.

On ne peut demander à des eaux froides comme celles de Vittel prises à l'intérieur des effets identiques à ceux que produisent des eaux à haute température, comme Carlsbad, Vichy. Les propriétés résolutives de ces dernières, dues à leur composition, mais aussi beaucoup à

(*) Dr Bouloumié. Discussion, etc. *Loco citato.*

leur calorique, les rendent précieuses dans les cas où l'on poursuit la résolution d'engorgements hépatiques, ou péri-hépatiques. Nous faisons cependant cette réserve en faveur de l'eau de Vittel, c'est que nous avons vu sous son influence, des engorgements, des hypérémies hépatiques considérables, disparaître assez rapidement. Mais pour le moment, je n'insiste pas sur ces particularités.

Le fait de la non-solubilité des calculs doit donc être accepté comme général ; néanmoins le traitement par l'eau minérale ayant pour but leur expulsion, comment ce résultat se produit-il ?

M. Durand-Fardel dit que le traitement par l'eau de Vichy est silencieux, autrement dit qu'il ne provoque pas de crises. Mais comment accommoder ces deux faits : il ne se produit pas de coliques hépatiques, — les calculs ne se dissolvent pas, — et cependant ils disparaissent.

Cela veut-il dire qu'ils disparaissent avec leur volume sans produire de crises ? Les malades en proie à de la lithiase biliaire ne savent que trop que les choses ne se passent pas ainsi, et que chaque expulsion de calculs, de gravelle même, ne s'obtient qu'au prix de vives douleurs. Le calme, le silence, n'est donc pas à Vittel la règle absolue du traitement. Mais hâtons-nous de dire que ces crises sont atténuées, dans une large mesure, par la dilatation préparatoire que subissent les canaux biliaires.

Au point de vue général, la petite quantité de sels de soude que les eaux de Vittel renferment, les rendent inoffensives à la composition normale du sang, qu'elles sont incapables d'affaiblir. En résumé donc : l'eau de Vittel (Source Salée principalement), s'emploie concurremment avec des bains et des douches chaudes, dans les cas de lithiase biliaire, à tous les degrés de la maladie. L'emploi de l'eau de la Source Salée ne borne pas ses effets à l'expulsion des produits lithiques. J'ai démontré que l'amélioration des fonctions de l'estomac précédait ordinairement le rétablissement des autres ; mais l'effet sur le système nerveux n'est pas moins favorable. Ainsi, dans nombre de cas, nous avons signalé l'existence de *migraines* fréquentes et tenaces ; après une ou deux cures, cette névrose concomittante a commencé par devenir moins fréquente et moins grave, et ensuite par disparaître.

Les conditions morales et de milieu, sont aussi des facteurs qui entrent chacun pour leur part dans la guérison. L'on connaît, en effet, l'influence des voyages sur les maladies chroniques. Les distractions, les plaisirs quelquefois un peu bruyants des villes d'eaux ne sont pas toujours à dédaigner ; un beau pays, des promenades faciles, des forêts, de la verdure, de la musique, du théâtre, tels sont, sans qu'il soit besoin de faire la topographie de Vittel, les éléments extérieurs de guérison offerts à profusion à une clientèle dont le nombre va sans cesse augmentant.

CHAPITRE XIII

TRAITEMENT A DOMICILE PAR LES EAUX MINÉRALES DE VITTEL

Une cure d'eau minérale, aussi bien conduite et aussi efficace soit-elle, ne suffit pas, il faut que le malade soit remis de temps en temps sous l'influence de l'eau minérale, lorsqu'il est de retour à son domicile, et dans l'intervalle de deux cures successives.

On doit autant que possible faire choix de l'eau qui a été prise sur place, néanmoins il est d'usage de n'employer que l'eau de la *Grande Source* quand on la consomme à table en guise d'eau ordinaire, ce qui n'empêche pas de la boire le matin à jeun. Mais quand il s'agit d'affections hépatiques, c'est l'eau de la *Source Salée* qui est employée presqu'exclusivement. Si la cure a été mal supportée, que l'effet ait été absolument nul ou défavorable, il n'y a pas lieu de songer à faire une cure à domicile, il faut chercher d'autres moyens ; mais si le malade a tiré profit de son séjour aux eaux, l'usage de ces mêmes eaux chez soi ne doit jamais être négligé.

Il est rare qu'il soit nécessaire de boire plus d'une bouteille d'eau le matin, à jeun, par verres et de prolonger la cure plus de quinze jours, mais il faut la renouveler tous les deux mois, tous les deux mois et demi, surtout dans la saison d'hiver.

De plus, la cure du printemps, c'est-à-dire en avril ou mai, est celle qui doit être faite avec le plus de soin.

L'emploi de l'eau minérale de Vittel ne se borne pas aux seules indications fournies par la lithiase du foie et les coliques hépatiques.

Les *dyspepsies diverses*, mais particulièrement celles qui se lient à l'*arthritisme*, à la *goutte*, à la *gravelle*, à la *constipation ;*

Le *diabète sucré;*

Les *affections des voies urinaires*, les *maladies de la vessie*, catarrhales ou autres, trouveront dans l'emploi des Eaux de la station de Vittel, un moyen des plus efficaces pour leur traitement.

FIN

TABLE DES MATIÈRES

Mirecourt, typ. Chassel.

www.ingramcontent.com/pod-product-compliance
Ingram Content Group UK Ltd.
Pitfield, Milton Keynes, MK11 3LW, UK
UKHW020936180726
13838UKWH00002B/990

9 782329 271095